ETUDE SUR L'ETAT MENTAL

ET LES

TROUBLES PSYCHIQUES DES CARDIAQUES

PAR

Léon D'ASTROS,
Docteur en médecine de la Faculté de Paris,
Ex-premier interne des hôpitaux de Marseille (concours 1876),
Ancien externe (concours 1874),
Lauréat de l'Ecole de médecine (1873-74, 1874-75, 1875-76.

PARIS
ADRIEN DELAHAYE ET E. LECROSNIER, ÉDITEURS
Place de l'École-de-Médecine

1881

ETUDE SUR L'ETAT MENTAL

ET LES

TROUBLES PSYCHIQUES DES CARDIAQUES

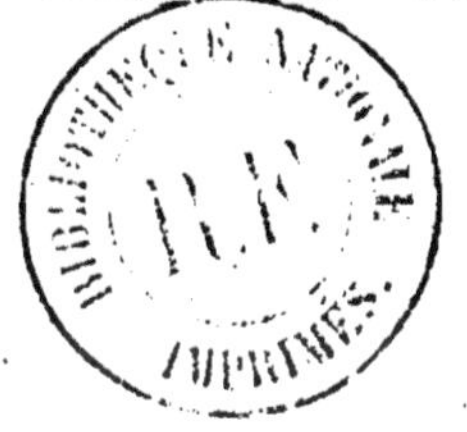

PAR

Léon D'ASTROS,

Docteur en médecine de la Faculté de Paris,
Ex-premier interne des hôpitaux de Marseille (concours 1876),
Ancien externe (concours 1874),
Lauréat de l'Ecole de médecine (1873-74, 1874-75, 1875-76).

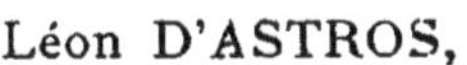

PARIS
ADRIEN DELAHAYE ET E. LECROSNIER, ÉDITEURS
Place de l'École-de-Médecine

1881

ETUDE

SUR L'ETAT MENTAL

ET LES

TROUBLES PSYCHIQUES DES CARDIAQUES

EXPOSITION ET DIVISION DU SUJET.

Les lésions organiques du cœur créent, surtout par les troubles circulatoires qu'elles engendrent, un état morbide général de l'économie, qui commence avec le début de la lésion valvulaire et va progressant jusqu'à la mort. Cet état morbide de l'économie qui constitue à proprement parler la *maladie cardiaque* se manifeste par des troubles variés dans les différents appareils. Mais de plus — application, dans le cas particulier, de la loi générale d'*influence du physique sur le moral*, — la maladie cardiaque se traduit quelquefois par des troubles divers du côté des facultés psychiques, intellectuelles ou morales. Ce sont ces troubles de nature très variée que nous nous proposons d'étudier.

Si la maladie cardiaque aboutit fatalement à la mort, sa marche n'est pas uniforme. Elle est interrompue souvent, ou mieux précipitée par les exacerbations asystoliques. Au moment de ces crises, et sous leur influence éclatent quelquefois des troubles psychiques bien déterminés, formant un ensemble symptomatique assez homogène. Il convient de les étudier à part. Un chapitre spécial leur sera consacré.

CHAPITRE PREMIER.

Etat mental et moral des cardiaques.

Avant d'entrer en plein dans notre sujet et d'étudier l'état mental et les troubles psychiques du cardiaque, nous devons, dès le début, nous tenir en garde contre certains éléments du problème capables de nous induire en erreur dans l'appréciation des faits et les conclusions à tirer de leur examen. Souvent l'observateur, en quête de faits analogues à grouper pour les comparer, en déduire des lois ou bâtir sur eux une théorie, trop préoccupé de ce qu'il cherche, arrive à le trouver partout. C'est contre cette tendance assez naturelle que nous voulons nous prémunir, dans l'intention que nous sommes de renfermer nos conclusions dans les limites du justifié.

Une des causes d'erreur et nous croyons la principale, ici comme souvent ailleurs du reste, serait de voir un lien de causalité quelconque entre ce qui n'est que juxtaposé. C'est, on l'a compris, des *coïncidence morbides* que nous voulons parler. Impossible de les toutes prévoir. Mais sur le nombre il en est qui par leur fréquence nous avertissent assez de l'écueil qu'elles nous créent.

De ces états morbides, qui d'une part coïncident fréquemment avec les maladies du cœur, et d'autre part ont à inscrire à leur actif un certain nombre de troubles psychiques, nous ne retiendrons que les deux principaux. Tous deux méritent d'autant plus de nous arrêter que leur coïncidence avec les maladies du cœur n'estpas un simple effet du hasard, vuqu'ilssont les causes principales des lésions valvulaires.

I. — Nous signalerons en premier l'*arthritisme*. Née au cours d'un rhumastisme articulaire aigu, ou développée lentement chez un rhumatisant chronique, l'affection cardiaque a germé dans les deux cas sur un terrain arthritique dont il faut tenir compte, pour distinguer les manifestations psychiques qu'elle tient sous sa dépendance, de celles qui relèvent de l'état constitutionnel.

L'influence de l'arthritisme sur le moral et les facultés affectives a été bien mise en relief par M. Faure dans les lignes suivantes, que nous ne saurions mieux faire que de reproduire in-extenso.

« Le rhumatisant vous dira très souvent, si vous le mettez sur la voie, qu'il a des moments de tristesse sans cause, d'inquiétude, d'abandon de lui-même incompréhensible. Alors il est découragé sans raison et voit tout en noir ; ce qui devrait à peine être l'objet d'une préoccupation modérée devient le motif d'un cruel tourment ; il est sans force, sa pensée ne peut s'attacher à rien, tout travail intellectuel est impossible ; s'il veut s'appliquer à un problème, il éprouve bientôt une fatigue, une douleur de tête, qui dégénèrent souvent en une violente céphalalgie. Alors ses sentiments s'altèrent, ses affections ont cessé, il est indifférent à tout; ce qui a le plus de droit ou de pouvoir sur son âme, les souvenirs qui lui sont le plus chers ou le plus douloureux, rien n'a plus d'intérêt pour lui. Son caractère a subi le contre-coup de cette disposition; il est susceptible, irritable, ombrageux; d'anciennes rancunes se réveillent à la vue de certains individus ou des objets qui les rappellent, des mots cruels pleuvent de ses lèvres sur tout ce qui l'entoure, enfin il se sent tout autre de ce qu'il se sait être réellement. Il a conscience de son état: parfois il peut en sortir momentanément, par un effort de volonté ou par une distraction; mais il y retombe bientôt. Quelquefois sa pensée a une tendance irrésistible à se reporter sur de certaines circonstances passées depuis longtemps, et qui ont le pouvoir de l'irriter au plus haut degré. Alors survient une sorte de crise, sa tête se congestionne, il se sent étourdi. Parfois cette crise s'apaise, elle s'éteint même, lui laissant quelques instants de répit, puis elle le reprend; un jour enfin elle cesse subitement. Le sujet a dès lors l'esprit net et lucide. Tout a disparu. Il se sent dans un autre monde. Ces accès ne coïncident pas nécessairement avec les douleurs rhumatismales et n'apparaissent souvent que dans leurs intervalles.

On objectera sans doute que la souffrance ne saurait engendrer la gaîté. Mais c'est d'un autre phénomène qu'il s'agit ici, phénomène propre au rhumatisant, absolument indépendant de la douleur physique du rhumatisme, présentant dans son apparition, son développement, son évanouissement des analogies avec les manifestations rhumatismales. Comme la douleur rhumatismale, cet état se déclare sans cause appréciable, il a une durée variable avec rémittences et intermittences. Quelquefois c'est une crise fugace et presque instantanée. L'esprit rhumatisé a ses crampes, comme le muscle; il nous décoche subitement des mots qu'il n'avait pas préparés et qu'il regrette aussitôt dits. On voit des gens passer de la bonne à la mauvaise humeur, d'un état relatif de sérénité et de gaîté à un état insupportable de maussaderie et d'agacement; alors ils ont une singulière tendance à prendre tout en mal, à attacher une importance exagérée aux moindres événements. Ils sont irascibles, d'opinions exagérées dans les discussions. Souvent à quelques jours d'intervalle, on les voit émettre des idées tout opposées sur le même sujet. On dit qu'ils sont lunatiques, originaux. Ils deviennent indifférents aux choses qui d'ordinaire les intéressent le plus. »

Cet état mental ne va guère au-delà, on le voit, de ce que comporte l'état physiologique. Celui-ci est-il fréquemment dépassé? Berthier cite bien quelques faits de manie avec alternance articulaire, quelques observations d'hypochondrie dépendant de la diathèse rhumatismale. Mais la plupart des aliénistes sont assez sobres de détails sur l'influence de l'arthritisme comme cause de la folie, ou du moins ne l'indiquent que vaguement dans les banales énumérations de l'étiologie. Je ne parlerai pas de ces folies qui apparaissent au cours d'un rhumatisme articulaire aigu, constituant une forme chronique de rhumatisme cérébral dont Griesinger nous a donné la première description. Mais en dehors de ces faits nous sommes portés à admettre avec Besnier qu' « il existe d'autres formes de rhumatisme cérébral isolé, subaigu ou chronique, le plus souvent alternant avec des manifestations articulaires. On trouverait ainsi probablement l'explication de certaines vésanies rémittentes ou intermittentes. »

Il est difficile actuellement d'aller au delà de ces intuitions.

II. — A côté du rhumatisme, à qui le cœur est redevable du plus grand nombre de ses lésions mitrales, il nous faut signaler aussi l'endartérite et l'athérome artériel qui exerce fréquemment ses ravages sur l'orifice aortique. Si nous en parlons, c'est qu'à cause de sa tendance à la généralisation, cette maladie du système artériel peut simultanément, et sans que cela ait lieu d'étonner, produire d'un côté des lésions cardiaques, de l'autre des altérations dans la canalisation sanguine de l'encéphale.

De ces troubles circulatoires cérébraux résultent assez souvent des symptômes de nature paralytique. Mais à côté de ceux-ci et quelquefois les dominant, ou même sans eux, on voit apparaître des troubles intellectuels assez caractéristiques. La perte progressive de la mémoire, l'embarras plus ou moins prononcé de la parole, puis l'incohérence des idées, plus tard certaines formes de delire, enfin une démence terminale forment un complexus symptomatique assez homogène qu'il est fréquent de rencontrer dans la vieillesse. Le désigner sous le titre : affaiblissement sénile des facultés intellectuelles, c'est le caractériser en entier.

Les préliminaires qui précèdent seront considérés peut-être au premier abord comme un hors d'œuvre. Nous croyons que c'est une garantie de ne point faire fausse route, dans le cours de notre étude, que de connaître assez le terrain limitrophe pour ne pas risquer de nous y égarer. D'ailleurs le profit que nous aurons plus loin à tirer de ces quelques pages les justifiera pleinement.

C'est sous des titres de chapitre différents que nous allons maintenant étudier les divers troubles psychiques des cardiaques. Réunir un certain nombre d'observations et les classer par catégories suivant les analogies et les dissemblances, telle est la marche que nous avons suivie pour arriver au résultat.

I.

HYSTÉRICISME ET HYSTÉRIE CARDIAQUE.

Observations I, II, III, IV, V, VI, VII, VIII.

Notre premier groupe de faits comprend les observations ci-dessus indiquées. Quoique non identiques entre elles, ce qui serait d'ailleurs une dérogation aux habitudes de la clinique, elles n'en présentent pas moins des analogies assez frappantes pour qu'on soit en droit de les rapprocher et de les comparer dans leurs divers éléments.

Au point de vue de l'affection cardiaque, notons d'abord ce fait important, l'identité de siège dans tous les cas. Dans tous, c'est l'orifice aortique qui est atteint ; il l'est, soit exclusivement, soit concurremment avec d'autres lésions mais d'une manière prédominante toujours, comme en témoignent et les signes d'auscultation et les symptômes rationnels. Un second point de contact entre tous ces faits, c'est l'existence constante de ces symptômes rationnels, troubles cérébraux vulgaires dont l'ensemble assez caractéristique se compose des éléments suivants, combinés entre eux à doses variables : céphalalgie, éblouissements, vertiges, obnubilation de la vue, bourdonnements d'oreille. Ce sont bien là les effets habituels des lésions aortiques et surtout de l'insuffisance, ou pour mieux dire les symptômes de l'anémie cérébrale créée fatalement par ces lésions.

Ces analogies établies au point de vue des lésions organiques et de leurs manifestations extérieures vulgaires, recherchons celles qui existent au point de vue psychique qui doit nous occuper spécialement.

Const. Girard (obs. I) depuis sa maladie, s'est aperçue elle-même d'un changement dans son caractère. D'humeur sombre, très facilement irritable, se plaignant de tout, elle ne peut s'accorder avec personne dans la salle. Elle pleure fréquemment. — Le caractère de X. (obs. II) au dire de la mère s'est beaucoup modifié; il est devenu sensible, irritable, soupçonneux et ne peut souffrir la moindre contradiction. — Célest. Avocat (obs. III) présente une surexcitation morale toute particulière. Attentive à tout ce qui l'entoure, son esprit est toujours inquiet. D'une susceptibilité exagérée, elle est devenue très irritable. La moindre contrariété l'émeut vivement; elle s'anime avec la plus grande facilité. — Louise Foy (obs. IV) est très impressionnable. Elle se désole et se lamente sur son état. Elle est devenue très irritable, triste et maussade. — Celle-ci (obs. V) pleure pour un rien. — Cette autre (obs. VI) est très impressionnable, elle ressent vivement toute contrariété. — Celui-là (obs. VII) est d'une impressionnabilité exagérée, la moindre émotion le désoriente complètement, son caractère est non seulement irritable, mais variable, capricieux, fantasque. D'une heure à l'autre il passe, sans motifs de la joie à la tristesse, et de la vivacité la plus ardente à l'apathie la plus complète. — Ce dernier enfin (obs. VIII) très impressionnable présente à noter l'irritabilité de son caractère, la mobilité de ses déterminations, ses changements brusques et non motivés d'humeur.

Dans les faits qui précèdent, les facultés intellectuelles ne subissent pas ou du moins peu d'atteinte. C'est, en somme, sur la sensibilité morale que la maladie concentre ses effets. Ceux-ci se traduisent souvent par l'irritabilité du caractère.

Une réserve importante serait à faire ici, car c'est un phénomène si commun qu'un mauvais caractère en dehors de toute influence morbide. Mais plusieurs de nos observations font nettement ressortir que c'est depuis la maladie et à l'occasion de la maladie que ces modifications du caractère ont fait éclosion, et qu'elles coïncident avec les symptômes cerébraux vulgaires que nous avons rappelés. Nous reviendrons plus loin sur le caractère des cardiaques et nous aurons même à insister sur les différences qu'il présente suivant la forme de la maladie du cœur. Qu'il nous suffise de constater ici cette irritabilité nerveuse du cardiaque aortique; elle semble résulter de sa tendance à ressentir vivement les moindres contrariétés, de l'agacement facile à mettre en jeu de son système nerveux; elle se manifeste au dehors par une susceptibilité exagérée, et un mécontentement général de tout ce qui l'entoure.

Sur le même plan se trouve l'impressionnabilité extrême de ces malades. Des impressions psychiques modérées, qui chez tout autre passeraient inaperçues, déterminent chez eux en vertu de leur surexcitation morale des réactions excessives sous forme d'expressions émotionnelles. L'émotivité exagérée de ces malades est signalée dans plusieurs de nos observations. Ils pleurent avec une grande facilité.

Quelle ressemblance déjà avec la physionomie morale de l'hystérie. Cette ressemblance devient plus frappante encore à mesure que les traits s'accentuent. Chez quelques malades en effet, on a noté une mobilité d'humeur remarquable; c'est que si les réactions sont excessives chez eux, elles sont aussi peu persistantes; esprits capricieux et fantasques, on les voit passer sans motif par les sentiments les plus opposés de l'âme, et par ces caractères encore faire un pas de plus dans la voie qui mène à l'hystérie.

Enfin les y voilà, les y voilà sans conteste! Car ils sont pris d'attaques dont on ne peut contester la nature hystérique, ces deux malades dont M. Armaingaud nous a retracé l'histoire (obs. VII et VIII). Chez tous deux la lésion siège à l'orifice aortique; chez le second la valvule mitrale est malade aussi, mais les symptômes rationnels, qui sont ceux de l'anémie cérébrale, indiquent, quel que soit le degré de la lésion mitrale, que la maladie est surtout aortique. Tous deux sont des hommes, et la grande rareté relative de l'hystérie chez l'homme rend plus frappante encore l'influence de la lésion cardiaque sur la production des attaques d'hystérie. Enfin chez tous deux, la disparition des symptômes de l'hystérie par un traitement dirigé contre les troubles cardiaques est une preuve incontestable de plus de l'action causale de ceux-ci sur les premiers.

Ces symptômes d'hystéricisme et d'hystérie étudiés, resterait à en établir la fréquence. Pour l'esquisse qui précède, c'est naturellement aux faits les plus marqués que nous avons emprunté des traits, et à ce degré extrême les faits sont relativement rares. Dans grand nombre de cas, si ces symptômes ne sont pas constatés, c'est que plus faibles, ils sont moins frappants; nous croyons qu'on les trouverait plus souvent si on les cherchait toujours. Mais même en admettant comme rares ces manifestations d'ordre en grande partie psychique que nous avons passées en revue, cette étude aurait au moins pour résultat d'indiquer, lorsque des troubles de la sensibilité morale se produisent chez les cardiaques aortiques, la direction qu'ils prennent et le degré qu'ils peuvent atteindre. Nous verrons plus loin que les tendances des cardiaques mitraux sont différentes en ce qui regarde les modifications de l'état moral.

Pathogénie.

La pathogénie de ces troubles nerveux nous parait facile à établir surtout par la comparaison avec des faits analogues. Parmi les causes morbides de l'hystérie, les plus puissantes sans contredit, sont celles qui ont pour résultat une débilitation de l'économie, tels, par exemple, l'allaitement prolongé, le rhumatisme, la fièvre typhoïde qui produisent à la longue une dyscrasie du sang et en altèrent les propriétés nourricières. Nos malades ressemblent beaucoup à ces débilités et à ces pauvres de sang. On sait à quel degré d'anémie conduisent les lésions aortiques, principalement l'insuffisance: anémie générale d'abord, et aussi anémie cérébrale plus marqué ici que partout ailleurs. Suivons dès lors l'enchainement des phénomènes. Ce frein des nerfs, le sang, s'est relâché, une surexcitation survenue en a été la conséquence et cet état s'est crée que l'on a dénommé faiblesse irritable, si commun dans des circonstances très-diverses. Cette surexcitation porte surtout sur l'élément affectif de l'encéphale, et par suite se manifeste au dehors par les symptômes de l'hystérie.

Toutefois les mêmes troubles nerveux ne se produisent pas chez tous les malades; il nous faut aller à la recherche d'un élément nouveau pour expliquer leur préférence pour certains sujets. Cet élément nous le trouvons dans la prédisposition nerveuse antérieure, signalée dans les faits les plus prononcés, tels que ceux des observations VII et VIII,

Ainsi, nervosisme antérieur, cause prédisposante d'une part, de l'autre action sur un système nerveux naturellement irritable d'un sang appauvri, tels sont les deux conditions qui, chacune dans une mesure qui varie pour les différents cas, déterminent l'éclosion de l'hystéricisme et de l'hystérie cardiaque.

On pourrait se demander néanmoins si des influences réflexes ne seraient capables de rendre compte de quelques-uns des accidents nerveux, des attaques hystériques par exemple. La prédominance des lésions au niveau de l'orifice aortique, et par suite leur voisinage avec les plexus nerveux de la base du cœur, autorisent cette supposition. Nous ne devons néanmoins considérer cette influence que comme une possibilité pathogénique, qui demanderait pour passer à l'état de probabilité des arguments autres qu'une intuition de l'esprit.

II

AFFAIBLISSEMENT INTELLECTUEL ET DÉMENCE DANS LES MALADIES DE CŒUR.

Observations II, III, VI, VII, VIII, IX, X, XI.

Dans notre second groupe de faits, comme dans le premier, il s'agit encore, au point de vue de l'affection du cœur, de lésions de l'orifice aortique, caractérisées par les signes d'auscultation, et par les symptômes rationnels vulgaires: céphalalgie, vertiges, éblouissements etc, auxquels s'ajoutent quelquefois les troubles de la sensibilité morale que nous venons de signaler. Si dans les pages précédentes notre étude portait sur l'état des facultés affectives chez les cardiaques aortiques, c'est actuellement l'état de leurs facultés intellectuelles proprement dites qui va nous occuper.

Au premier degré, il n'est pas question encore de manifestations véritablement morbides. X. (obs. II) par exemple, a l'intelligence très développée ; il aime beaucoup la lecture, mais il ne peut longtemps fixer son attention sur un livre, sans se fatiguer les yeux et l'esprit. Mêmes faits dans les observations VII et VIII. Dans la première, le malade ne peut se livrer à aucun travail intellectuel dans la position verticale sans éprouver un léger vertige ; dès qu'il s'étend au contraire le travail de la lecture ou de la pensée lui devient relativement facile. Le second, de même, dès qu'il est resté debout pendant plus de dix minutes, ne peut se livrer à un travail cérébral même très léger sans éprouver des éblouissements. Il ne s'agit en somme dans tous ces cas que de fatigue intellectuelle. Son exagération dans la position verticale est importante à noter, car elle en indique à elle seule la nature ou plutôt la cause.

A la longue cependant, des symptômes plus marqués se dessinent. Ils ne témoignent plus seulement de la fatigue prématurée d'un organe qui fonctionne d'ailleurs normalement, mais des troubles même de ces fonctions.

Chez C. Avocat (obs. III) la mémoire est quelquefois altérée ; souvent elle cherche longtemps sans le trouver un objet qu'elle vient de déplacer. — La malade de l'observation VI est sujette à certaines attaques pendant lesquelles conservant sa connaissance, elle perd l'usage de ses membres et de la parole. — Cet homme (obs. VII) dont nous avons déjà parlé, ne peut dans la station verticale se livrer à un travail intellectuel, sans éprouver un léger vertige, et surtout un affaiblissement de la mémoire. — Cet autre (obs. VIII) présente un affaiblissement très marqué de la mémoire ; de temps en temps même un peu d'aphasie passagère. — Héloïse L. (obs, IX) deux ou trois fois par mois est sujette à des crises qui durent une heure ou deux ; l'accès commence par des bourdonnements d'oreilles et des éblouissements. Elle est alors dans l'impossibilité de parler et bégaie confusément; dépression intellectuelle qui la prive du souvenir des accès. Dans l'intervalle des accès il persiste de l'affaiblissement de la mémoire et de l'embarras de la parole. — J. Caby (obs. X) éprouve des sensations vertigineuses qui ne le prennent jamais que lorsqu'il est debout. Il a de légères absences, il ne peut quelquefois finir la phrase qu'il a commencée, ou bien il la complète par des mots qui ne rendent pas sa pensée. Tout cela dure une demi-minute, quelquefois une minute, puis tout rentre dans l'ordre.

Jusque là encore, on le voit, les facultés intellectuelles sont peu atteintes dans leur exercice, ou du moins tout se concentre sur l'une d'elles, la mémoire dont l'affaiblissement est la règle. Si nous poussons plus loin l'analyse, nous constatons que c'est la mémoire des mots qui est la première affectée, et une aphasie plus ou moins marquée en est la conséquence. Ajoutons que le plus souvent, du moins au début, c'est par accès, par crises que procédent ces accidents; et ils éclatent fréquemment à la suite d'une station verticale prolongée. Néanmoins, dans les cas plus avancés, la diminution de la mémoire persiste d'une façon continue. — Je n'ai cité que pour mémoire d'autres troubles de la parole, tels que difficulté de la prononciation, bégaiement; ils rentrent dans le cadre des troubles de la motilité.

C'est un fait à peu près constant en clinique, que lorsque les facultés intellectuelles doivent subir un affaiblissement ultérieur, c'est la mémoire qui est la première atteinte. Peut-être cette prédominance de la lésion mnémonique est-elle exagérée par l'apparence, en ce sens que même à un degré minime les fautes de la mémoire sautent aux yeux plus que l'impuissance du raisonnement ou du jugement. Vraie ou factice, la prédominance de cette lésion n'en parait pas moins le point de départ des manifestations morbides plus marquées que vont nous présenter les facultés psychiques.

Nous avons exposé brièvement dans l'observation XI l'état mental d'un homme atteint d'un rétrécissement aortique avec insuffisance. Il nous aurait été facile de citer des faits analogues, d'en rapporter qui eussent servi de transition entre les précédents et ceux-ci. Mais vu l'uniformité des accidents, un seul exemple suffit pour s'en rendre compte. Dans ces cas, les symptômes suivants qui existent à des degrés divers : diminution ou perte de la mémoire, réponses embarrassées aux questions les plus vulgaires, difficulté des conceptions, incohérence très marquée des actes, cris et rires sans motifs, indiquent moins l'irrégularité que l'impuissance des fonctions cérébrales, et se rapprochent beaucoup de ce que l'on observe dans la démence spontanée. Ils ont de grands rapports avec cet état mental morbide qui dépend de l'athéromasie des vaisseaux encéphaliques, ou mieux (pour rester dans un vague plus prudent) avec ces troubles psychiques si caractéristiques qui sont l'apanage fréquent de la senilité. L'incohérence des actes délirants surtout est à noter. Cependant ces sujets sont loin souvent d'être des vieillards par leur âge.

Pathogénie.

L'anémie cérébrale paraît être la cause prochaine des accidents assez légers dont nous avons parlé en premier lieu : fatigue intellectuelle, perte de la mémoire et aphasie passagère. La coïncidence constante de ces accidents avec les symptômes ordinaires de l'anémie cérébrale, leurs variations quelquefois si nettes en plus ou en moins suivant la position du malade, qui, on le sait, a tant d'influence sur la circulation de l'encéphale, semblent ne pas devoir laisser de doute à ce sujet.

Cette même interprétation suffit-elle, lorsqu'il s'agit de ces troubles intellectuels plus marqués qui se rapprochent de la démence? Les mêmes troubles se trouvant souvent sous la dépendance de lésions anatomiques bien déterminées telles que l'athéromasie artérielle, on se doit se demander si ces lésions ne seraient pas survenues à titre de complications dans les faits que nous avons en vue. La supposition est d'autant plus plausible, que rien n'est fréquent dans les lésions de l orifice aortique comme la coexistence de l'athéromasie dans tout l'ordre artériel et par suite dans le système artériel cérébral. Cependant quand on réfléchit que c'est par l'intermédiaire des troubles de la circulation et de la malnutrition qui en est la conséquence, que les lésions des artères cérébrales arrivent à produire l'affaiblissement intellectuel en question, il est permis de se demander si les troubles de la circulation cérébrale, effets ordinaires des lésions aortiques, ne pourraient, en dehors de toute complication artérielle, déterminer les mêmes manifestations psychiques. Nous l'avouons, il est impossible de répondre par l'affirmative à cette question, et nous devons pour le moment nous borner à constater un fait de coïncidence. C'est à l'anatomie pathologique de résoudre la question de causalité. Le jour où, après constation faite pendant la vie de ces troubles mentaux compliquant les lésions de l'orifice aortique, on aura trouvé à l'autopsie l'état absolument sain de la substance cérébrale et des artères de l'encéphale, ce jour, mais ce jour là seulement, on sera en droit de décrire une *démence cardiaque*.

III.

DE LA FOLIE DANS LES MALADIES DU CŒUR. FOLIE CARDIAQUE.

1° *Coïncidence de la folie et des affections cardiaques.*

Les maladies du cœur sont fréquentes chez les aliénés. A l'appui de cette assertion il existe deux ordres de preuves, celles que fournit l'anatomie pathologique, celles que donne la clinique.

I. — La coïncidence de la folie et des maladies du

cœur, signalée d'abord par Nasse, a été constatée bien souvent après lui. Guislain et Voppel ont trouvé des lésions du cœur chez la moitié des aliénés. Esquirol donne la proportion de 1/15, Wilkowski 1/13, Webster 1/8, Bayle 1/6, Calmeil et Thore 1/3. Dufour sur 61 autopsies d'aliénés a trouvé 24 fois le cœur malade, ce qui fait une proportion de 74/100. A côté de ces chiffres, dont on constate déjà le peu de concordance, il en est dont la divergence est bien plus grande encore, tels ceux de Bazin (de Bordeaux) qui indique la proportion de 3/343 ou 1/114 et ceux de Lensdorff qui sont dans le rapport de 1/150. Nous croyons que ces derniers auteurs sont restés au-dessous de la vérité. Burman qui a étudié la question en Angleterre sur une assez vaste échelle est arrivé aux conclusions suivantes : Considérant d'abord les affections du cœur comme causes de la mort chez les aliénés, il a constaté qu'elles avaient amené ce résultat 184 fois sur 2,476 décès ; il s'agissait de formes d'aliénation mentale très variées. En second lieu il a examiné le cœur d'aliénés morts dans les circonstances les plus diverses. Dans 500 autopsies, il existait 241 fois de l'hypertrophie du cœur, principalement dans les cas de paralysie générale et d'altérations matérielles de l'encéphale. Avec cette hypertrophie, 105 fois co-existaient des lésions valvulaires.

II. — Passant ensuite aux recherches cliniques qui portent sur l'examen de 680 malades, il a constaté 53 fois des bruits de souffle au cœur, ce qui donne la proportion de 1/13. Chez 103 malades, il n'existait qu'une simple altération des bruits. Le plus souvent avec le souffle, existaient les signes de l'hypertrophie du cœur.

Des recherches récentes, faites dans le service de MM. Dagonet et Ball, à l'asile Sainte-Anne, ont donné les résultats suivants : Chez le premier sur un total de 145 malades, on a trouvé 17 affections mitrales, et 3 aortiques. Dans le service du professeur Ball on n'a découvert que 5 cardiaques sur 100 aliénés.

Quelle conclusion tirer des chiffres si divergents qui précèdent ? Que la statistique, nous le croyons avec M. le professeur Ball, ici comme souvent en médecine, est impuissante à résoudre la question. Cette question, il est en effet tant d'éléments divers qui peuvent l'obscurcir : différences de race, de pays ; coïncidence d'autres états morbides, causes fréquentes d'altération du cœur tels que le rhumatisme, l'alcoolisme; âge des sujets (s'étonnerait-on en effet du grand nombre des affections cardiaques chez les vieux aliénés, alors que la sénilité à elle seule tient tant de de lésions du cœur sous sa dépendance) ; enfin même, disposition d'esprit de l'observateur porté inconsciemment à trouver des faits à l'appui de ses idées théoriques.

La constatation en bloc de toutes les lésions du cœur a quelque degré qu'elles existent est un mauvais procédé d'étude. Il y aurait lieu de distinguer les lésions faibles, des lésions fortes. Les lésions faibles, nous les croyons d'une extrême fréquence chez les aliénés. Ce sont elles probablement qui portent à un taux si élevé les chiffres des statistiques appuyés sur les examens anatomiques où rien n'échappe, ni un épaississement de valvule, ni un minime dépôt athéromateux. On les retrouve d'ailleurs en clinique. Dans nos recherches à l'asile Saint-Pierre, à Marseille, l'auscultation de 300 à 350 cœurs d'aliénés nous a étonné par l'extrême fréquence des anomalies stéthoscopiques ; ici, point abaissée bien au-dessous du siège normal; là, augmentation ou au contraire diminution de l'impulsion cardiaque ; bruits tantôt sourds et profonds quoique non soufflants, tantôt à timbre éclatant ou à tonalité élevée; augmentation, diminution dans la fréquence des battements; irrégularité du rhythme, etc., signes en somme d'hypertrophie, de dilatation, de troubles d'innervation à des degrés divers.

Quant aux lésions qui créent véritablement des maladies du cœur, les lésions fortes comme on pourrait les appeler, constituées par exemple par des insuffisances mitrales bien nettes, des rétrécissements ou des insuffisances aortiques, nous les avons rencontrées bien plus rarement. Une statistique qui porterait uniquement sur ces cas là (et elle serait à faire dans ces conditions) conclurait cependant encore, nous le croyons du moins, à une fréquence relative des maladies du cœur chez les aliénés, mais à condition d'examens cliniques très sérieux. Les maladies du cœur en effet chez ces sujets sont remarquables par le peu de réaction qu'elles provoquent et l'absence souvent très prolongée de symptômes rationnels. Les fous ignorent fréquemment leurs maladies de cœur. C'est une raison pour que des observateurs inattentifs ne les découvrent pas. Nous sommes heureux de citer à l'appui de nos idées l'opinion du Dr Dufour, si compétent en pareille matière : « L'aliéné, nous écrit-il, étant un être passif, il faut rechercher avec le plus grand soin les lésions fonctionnelles qu'il peut présenter, attendu qu'il ne les accuse pas en général ; ce qui fait qu'elles passent inaperçues par des observateurs peu attentifs. C'est pour moi la seule manière d'expliquer comment les auteurs ont pu différer d'opinion sur le degré de fréquence des affections cardiaques chez les aliénés. L'insuffisance mitrale est de toutes les lésions valvulaires la plus fréquente chez les aliénés. Elle se traduit chez eux par des signes ordinaires de cet état pour peu qu'il soit marqué, ou bien sous sa forme fruste qui a été décrite par le professeur Sée. »

2°. *Influence de la folie sur le cœur.*

Cette influence, moins étudiée que l'influence inverse des maladies du cœur sur la folie, est cependant bien réelle.

En France Dufour surtout y a insisté et il a noté un grand nombre de lésions soit valvulaires, soit du muscle cardiaque, dans ses autopsies d'aliénés. Nous croyons pour notre part qu'un grand nombre de ces lésions relativement légères, sur lesquelles nous avons insisté, sont consécutives au trouble des facultés mentales.

Burman, en Angleterre, a constaté la fréquence de l'hypertrophie du ventricule gauche sans lésion valvulaire dans les cas de paralysie générale et de lésions natérielles de l'encéphale. C'est par contre l'hypertrophie du ventricule droit qui dominerait chez les déments chroniques et les maniaques d'âge avancé.

Ces faits sont d'une explication facile.

Et tout d'abord ils ont moins lieu d'étonner, lorsqu'on reflèchit à l'influence sur le cœur des émotions et des souffrances d'un ordre purement moral. Les causes physiques n'en ont pas une moins grande; aussi les cris et l'agitation des aliénés ont-ils leur part dans la pathogénie de ces complications. La folie produit des désordres circulatoires bien connus; à eux doivent être probablement rapportées ces dilatations de la carotide interne signalés par Meyer, par Schœfer; ces goitres secondaires qui surviennent surtout dans le cours de la manie chronique; et ils seraient capables de même, nous le croyons, de retentir aussi sur le cœur. L'hypertrophie gauche serait liée d'après Burman, à la gêne circulatoire créée par les lésions des capillaires et des artérioles du cerveau; l'hypertrophie droite devrait surtout être mise sur le compte des causes physiques que nous avons signalées.

Ce n'est pas tout. La folie n'est pas seulement une maladie mentale dans le sens restreint qu'on attache souvent à ces mots; c'est une maladie de l'être tout entier. Les troubles de la nutrition générale que caractérisent la perte du poids etl'amaigrissement du sujet, ceux que l'on constate dans presque toutes les fonctions de sécrétion, les altérations qui surviennent à la longue dans les différents systèmes, etc., le démontrent surabondamment. C'est probablement à cette déchéance générale de l'organisme que doivent être rapportées ces lésions secondaires du cœur, telles que dégénérescence du muscle cardiaque, surcharge graisseuse, dépôts athéromateux, etc.

3° *Influence des maladies du cœur sur la folie. — Folie cardiaque.*

Nous pouvons maintenant aborder cette partie de notre sujet sans crainte de nous égarer dans les domaines limitrophes.

Les modifications psychiques produites par les maladies du cœur sont loin le plus ordinairement d'aller jusqu'à l'aliénation mentale. Un simple changement dans le caractère les constitue quelquefois en entier.

Il eût été mieux peut-être d'étudier séparément, avant d'arriver à la folie proprement dite, ces faits qui restent encore dans le cadre physiologique. Mais moins signalés, par ce qu'ils sont moins frappants, ils ne nous eussent pas fourni des éléments suffisants à leur étude isolée. D'autre part les limites entre l'état physiologique et l'état pathologique ne sont pas tellement tranchées, qu'on ne puisse en suivant la marche d'une progression ascendante, étudier les faits du simple au composé, quitte plus tard à établir dans deux chapitres distincts les conclusions relatives à ces deux degrés des manifestations psychiques.

Quelques lignes d'historique ne seront pas de trop ici.

Au premier degré de l'anévrysme du cœur, le cardiaque, dit Corvisart, est «triste, impatient, irascible»; au second degré, «grondeur, toujours mécontent, versatile dans ses volontés; il s'irrite violemment contre le plus léger obstacle, contre la moindre contrariété.» Corvisart a signalé aussi la tendance au suicide de ces malades. Saucerotte a noté le développement extrême de la sensibilité morale chez la plupart des individus qui offrent une hypertrophie du cœur; et, Griesinger fait la remarque, que beaucoup d'individus, atteints de maladies du cœur, présentent une irritation toute spéciale du caractère.

Quant à l'accusation portée contre le cœur de produire la folie, c'est en Allemagne qu'elle a pris naissance, et c'est Nasse, qui, dès 1818, l'a le plus nettement formulée sur les témoignages de Salius Diversus, de Davis, de Kreisig, de Testa et sur ceux de son expérience propre. Jacobi, Fleming, et d'autres ont admis après lui cette même influence causale, s'appuyant sur ce fait vrai, mais dont l'interprétation générale nous paraît erronée, que chez les aliénés les altérations des viscères sont beaucoup plus fréquentes que celles du cerveau. Plus près de nous, ce rôle étiologique du cœur a été réduit à des proportions plus minimes. Griesinger le considère comme très exagéré par l'ancienne littérature psychiatrique. Pour Guislain les folies cardiaques seraient rares, et surtout il resterait, si elles existent, à établir leurs véritables caractères.

Burman est, nous croyons, l'aliénistequi jusqu'à présent, a le mieux débrouillé laquestion des éléments qui l'obscurcissent. Après avoir fait la part, comme nous l'avons vu, des altérations du cœur consécutives à la folie, il reconnait que chez les aliénés les lésions valvulaires, caractérisées par des bruits de souffle avec un degré plus ou moins marqué d'hypertrophie, se rencontrent surtout dans 2 formes de la folie : la paralysie générale et la mélancolie. Dans la paralysie générale, prédominent les bruits de souffle à la base, diastoliques, ce qui n'a point lieu d'étonner vu la coïncidence fréquente des lésions artérielles avec cette maladie (1). En second lieu (et c'est ici le point le plus intéressant), l'hypertrophie avec souffle, dit-il, était plus commune et plus avancée dans la mélancolie que dans toute autre maladie, le souffle étant généralement à la pointe et systolique et existant chez 1/6 des mélancoliques. Il ajoute : « Les formes d'aliénation mentale, le plus souvent associées avec des maladies du cœur, sont la mélancolie hypochondriaque, cette forme spéciale de manie chronique appelée monomanie des persécutions, et ces variétés de folie générale dans lesquelles les malades sont sombres, tristes ou impulsifs. (2) » Et il conclut de ces faits à une influence

(1) Nous avons entre les mains plusieurs observations recueillies à l'Asile Sainte-Anne, et communiquées à nous par le Dr Régis, qui sont des exemples de coïncidence de la paralysie générale avec des lésions de l'orifice aortique. Leur rapport éloigné avec notre sujet, ne nous permet pas, à notre grand regret, de les publier dans ce travail.

(2) The forms of mental insanity, most commonly associated with heart disease are hypochondriacal melancholia, that particular form of chronic mania called monomania of suspicion, and such modified forms of general insanity, as those in wich the patients are sullen and morose or impulsive.

causale des maladies du cœur dans des termes et avec des réserves que nous aurons plus à exposer et à apprécier.

Enfin dans son remarquable ouvrage sur les *Relations pathogéniques des troubles nerveux*, notre excellent maître M. le professeur Fabre formule les conclusions suivantes relatives aux caractères de la folie chez les cardiaques : « L'intelligence est peu atteinte. Les troubles se concentrent surtout sur la sensibilité morale et sur la volonté. Esprits rarement hallucinés, et qui s'ils éprouvent des hallucinations y répondent immédiatement par des actes ; caractères rarement épanouis et ambitieux, le plus souvent tristes, mélancoliques et concentrés, toujours violents, ou bien mélancoliques et violents à la fois, ce qui conduit ces pauvres malades à frapper les autres ou à se tuer eux-mêmes. Le suicide est ici beaucoup plus fréquent que les violences. »

La discussion qui suit de nos observations va venir à l'appui de ces conclusions si nettement exposées. Nous allons étudier successivement chacun des éléments dont l'ensemble constitue l'état mental du cardiaque.

Lypémanie cardiaque.

Observations XII, XIII, XIV, XV, XVI, XVII, XVIII, XIX, XXII, XXIII, XXV, XXVIII.

Un sombre reflet de tristesse est souvent le caractère le plus marqué de l'état mental des cardiaques et, nous le disons dès maintenant, des cardiaques à lésion mitrale surtout. Ce fait, signalé par Corvisart dans l'anévrysme du cœur, n'a pas en général été mis en relief par les auteurs qui l'ont suivi. Les signes physiques des maladies du cœur et leurs symptômes rationnels avaient assez par leur nombre et leur importance à fixer l'attention des observateurs, pour que cette disposition de l'esprit des cardiaques, qui n'existe il est vrai quelquefois qu'à l'état de tendance, ait pu leur échapper. Et cependant s'il ne nous est pas permis d'affirmer qu'elle soit la règle, nous la croyons néanmoins très fréquente. Le médecin la découvrirait souvent sous ses différentes nuances, s'il pensait à la constater toujours. Dans les observations XII, XXII, XXIII, qui nous sont personnelles, nous l'avons notée comme le revêtement habituel de l'esprit du malade, chez des cardiaques mitraux, et, nous tenons à y insister, alors que les symptômes rationnels douloureux ou autres étaient loin d'être prédominants. S'isolant dans une atmosphère de mélancolie, ces malades mornes, taciturnes, se rapprochent peu, à l'hôpital, de leurs compagnons de salle ; quelquefois pensifs, ordinairement silencieux, ils fuient la société.

Si jusque là, disposition ou tendance, l'état d'esprit de ces sujets ne peut être qualifié de morbide, peu à peu cependant les traits s'accentuant reproduiront véritablement les formes de l'aliénation mentale. L'observation XIII est bien remarquable sous ce rapport. Une jeune ouvrière de 21 ans, jusque là absolument saine d'esprit, tombe, sans cause morale appréciable, dans un état de tristesse et de mélancolie extrême ; elle refuse d'aller à son travail, demeure toute la journée dans sa chambre, assise dans un coin, les yeux fixés sur la terre, dans un mutisme complet, refusant souvent toute nourriture, étrangère à tout ce qui l'entoure. Cet état cesse, puis revient de temps en temps sous forme d'accès ; et, fait important à noter, dans l'intervalle de ces accès, la malade qui porte une lésion très marquée des orifices du cœur, accuse des palpitations et une grande oppression.

Dans ce fait, dans les faits analogues, il s'agit de lypémanie simple sans délire, ou du moins, disons par prudence sans délire apparent ; il s'agit en somme de cette forme dépressive par excellence de mélancolie que l'on a décrite sous le nom de mélancolie stupide où la tristesse profonde des sujets d'abord, leur abattement physique et moral poussé à l'extrême, l'hébétude enfin et le mutisme plus ou moins absolu forment un ensemble symptomatique auquel répond une catégorie de cas assez homogène.

A côté de ces faits, nous en rapportons d'autres où la lypémanie s'accompagne de délire intellectuel bien évident. Moins nets peut-être au point de vue de la nature et du siège variable de la lésion du cœur, ils n'en méritent pas moins l'attention.

S... (obs. XV) taciturne, indifférent pour son propre état, passe toutes ses journées la tête appuyée sur ses mains, ne voulant voir personne, poursuivi par des craintes incessantes, persuadé qu'il n'a que des ennemis acharnés à sa perte. — Nasse rapporte l'observation suivante : « Un jeune homme présente depuis six ans les signes les plus évidents d'une maladie de cœur ; une mélancolie se déclare ; le malade est d'une inquiétude extrême, se croit empoisonné et reste dans cet état plus de trois ans. » — C... (obs. XIV), ouvrier rangé et laborieux, se persuade qu'il est dénoncé, poursuivi, honni par tous. Il ne peut se montrer quelque part sans s'imaginer entendre les moqueries, les reproches ou les injures de ceux qui l'entourent. Aussi est-il tombé dans une sombre mélancolie. — Cet autre (obs. XVII), présente une mélancolie très accusée avec tendances religieuses. — Une femme (obs. XVI), dont la maladie du cœur remonte à plus de vingt ans, est sujette lorsqu'elle éprouve ses palpitations à des terreurs continuelles ; elle montre une défiance inaccoutumée envers ceux qui l'entourent, se croit menacée par des voleurs etc. ; elle a renvoyé une excellente domestique sous prétexte qu'elle voulait l'empoisonner.

Idées de persécution, sentiments de craintes de toute nature fournissent en somme matière restreinte et monotone aux élucubrations délirantes de nos cardiaques. Pures conceptions délirantes, ou plus rarement, ce semble, produits de quelques vagues perceptions hallucinatoires, ces manifestations du trouble intellectuel ont du moins pour caractère à peu près constant de s'accompagner d'un état de dépression assez marqué des sujets. Ces malades sont rarement des agités. De plus le délire ne paraît pas avoir grande tendance à se systématiser. Et la lypémanie hypochondriaque n'est signalée dans aucune de ces observations.

Enfin, et c'est là un caractère important à mettre en relief, ces troubles psychiques présentent assez souvent une tendance à s'accroître parallèlement aux exacerbations cardiaques. Le fait est des plus nets dans l'observation XVII. Dans l'observation XVI on a noté aussi le caractère intermittent du dérangement des facultés mentales. Parmi les auteurs qui se sont occupés de cette question, M. le Dr Raynaut insiste sur la coïncidence des exacerbations des deux ordres de troubles, et cite le fait d'un beau cas de lypémanie dont les accès paraissent liés au retour de l'asystolie.

Nous arrivons maintenant à l'étude de nos observations d'aliénés cardiaques. Ici les faits sont beaucoup plus variés dans leur expression phénoménale. Néanmoins entre eux il est des points de contact évidents : 1° Au point de vue de l'affection du cœur, ce sont les lésions mitrales qui dominent; 2° comme trouble intellectuel, c'est la mélancolie qui est la règle. Seulement la mélancolie coïncide souvent avec d'autres troubles psychiques, et elle se présente sous les formes les plus diverses.

Chez C. Chiappa (obs. XVIII), c'est la mélancolie avec hébétude que l'on rencontre. — Madame L... (obs. XIX) est au contraire une mélancolique agitée, panophobique, poursuivie de craintes, de terreurs, persuadée qu'elle est une grande criminelle, en proie à des hallucinations de la vue et de l'ouïe. — Auguste B... (obs. XX) est fort probablement un alcoolique ; il est poursuivi de terreurs vagues, d'idées de persécution ; il se préoccupe de plus beaucoup de sa maladie de cœur. — Dans les observations XXV et surtout XXVIII, ce sont les tendances impulsives qui prédominent, comme manifestations des troubles psychiques. Le premier malade est de plus tourmenté d'idées hypochondriaques, s'attribuant toutes les maladies, se croyant empoisonné. Le second, triste et sombre, paraît absorbé par des chagrins et des idées mélancoliques ; c'est de plus un halluciné dangereux. — Devreese (obs. XXI) est un vulgaire paralytique général ; à côté de ses idées de grandeur on remarque la propension à la tristesse et des tendances hypochondriaques.

Dans la statistique de Dufour, à laquelle il ne faut pas, il est vrai, demander plus qu'une statistique ne peut donner, nous avons noté néanmoins sur 61 faits, 8 cas de lypémanie. Dans ces 8 cas, il existait des lésions plus ou moins marquées du cœur ; resterait à savoir si elles étaient primitives ou consécutives

Nous avons relaté plus haut le témoignage de Burman, qui considère l'hypertrophie du cœur avec souffle systolique à la pointe, comme très fréquente chez les mélancoliques. Voici ses conclusions pathogéniques empreintes d'un grand esprit de prudence :

« La très grande fréquence des maladies du cœur dans ces formes et variétés de folie justifie cette prévision qu'elles leur sont associées par quelque relation causale, soit pour les produire, soit pour les modifier soit pour y prédisposer — causal relation, whether it be exciting, modifying, or predisposing. »

De l'opinion des auteurs et de la discussion de nos observations, nous croyons pouvoir sans imprudence tirer les conclusions suivantes :

1° Les maladies du cœur sont plus fréquentes dans les folies lypémaniaques que dans les autres formes d'aliénation mentale.

2° Elles paraissent jouer vis-à-vis des premières une influence étiologique.

3° Dans quelques cas, elles peuvent, surtout les affections mitrales, créer de toute pièce une espèce d aliénation mentale à forme lypémaniaque et à marche assez caractéristique pour mériter le nom de *folie cardiaque.*

4° Dans les folies de nature diverse, la complication de maladies du cœur aurait pour conséquence d'imprimer au délire une tendance vers la mélancolie et ses formes les plus variées.

Du suicide dans les maladies du cœur.

Observations XIV, XVI, XIX, XXII, XXIII.

Le suicide a été observé assez souvent dans le cours des affections du cœur.

Les auteurs anciens avaient noté cette coïncidence. Lieutaud rapporte l'observation d'un suicidé chez lequel il aurait trouvé une petitesse extrême du cœur. Osiander, dans son Traité du suicide, cite fréquemment l'inflammation du cœur parmi les lésions constatées à l'autopsie. Corvisart rapporte le fait suivant : « Un étudiant en pharmacie, depuis plusieurs années sujet à de profondes inquiétudes, s'empoisonna par l'opium. On trouva à l'autopsie un vice organique du cœur. » Sennert, Meckel, Testa ont aussi noté la fréquence des vices organiques du cœur chez les suicidés. Guislain enfin à qui nous empruntons cet historique, pense qu'il est certains cas de suicide que l'on pourrait rapporter à des maladies du centre circulatoire.

Dans nos observations XIV, XVII, XIX, XXII, XXIII, nous rapportons plusieurs faits de suicide ou de tentative de suicide chez des cardiaques, et, ajoutons, presque toujous chez des cardiaques mitraux.

Mais il ne suffit pas seulement de constater des coïncidences. Les circonstances qui accompagnent le suicide, les conditions dans lesquelles il se produit sont importantes à étudier et peuvent fournir des données intéressantes sur l'état mental de ces malades.

Une question se pose dès le début. En dehors des cas où coexistent des troubles intellectuels, le suicide est-il plus fréquent chez les cardiaques que chez les autres malades ? Nous ne le croyons pas. Corvisart, il est vrai, a écrit qu'au troisième degré de l'anévrysme du cœur, « une anxiété continuelle tourmente si vivement le malade, qu'un désespoir souvent furieux, le porte à désirer et à demander la mort, et lui fait recouvrer l'usage de ses membres pour tenter de se la donner. » Mais l'interprétation des mobiles du suicide exprimée dans ces lignes nous paraît erronée. Malgré l'anxiété respiratoire des cardiaques, nous ne voyons pas ordinairement que leurs souffrances soient assez aiguës pour les pousser à y échapper par la mort. Que le fait ait été observé, c'est possible ; plus fréquemment ici que dans les autres maladies, c'est ce que nous contestons. Dans ces cas particuliers du moins, la détermination à l'acte serait imputable plus aux malades qu'à la maladie. Nous n'admettons donc pas que les affections du cœur soient une cause prédisposante bien puissante au suicide dit physiologique.

Ce que nous voulons garder de l'assertion de Corvisart, c'est le fait réel de la fréquence relative du suicide au moment des exacerbations cardiaques. La cause en est à l'état anormal préexistant des facultés mentales que viennent exagérer les troubles circulatoires cérébraux actuels. Ainsi c'est surtout dans les périodes asystoliques que le malade de l'obs. XVII est en proie, concurremment à une recrudescence de son délire mélancolique, à des impulsions presque irrésistibles au suicide. — C'est au moment de la plus grande intensité des troubles intellectuels causés par sa maladie de cœur que C. (obs. XIV) se jette de sa fenêtre dans la rue. — C'est dans une période d'excitation cérébrale que la femme Burgh. (obs. XXII) tente de se suicider.

Néanmoins l'état mental des cardiaques qui se suicident peut être troublé à des degrés divers.

Il se peut que le voile qui obscurcit leur intelligence et les prive des lueurs de la réflexion, laisse relativement intactes leurs perceptions et leur faculté de raisonnement. L'idée du suicide peut, comme dans l'obs. XXI, sans mobile bien déterminé (c'est là qu'est la faute de l'intelligence) surgir néanmoins dans leur esprit, y être raisonnée et discutée ce semble avec entière conscience ; et quand l'acte suit, il est exécuté, ce semble aussi, avec pleine liberté morale. Anne B. se croit très malheureuse. Sa conviction n'est fondée que sur de futiles raisons. Elle se décide néanmoins au suicide pour en finir avec ces misères de la vie. Avant d'accomplir son projet mûri et réglé dans les détails d'exécution, elle remplit elle-même ses dernières volontés, distribuant autour d'elle ses hardes et se préparant à la mort.....

Ce fait cependant n'est point la règle et les choses se passent différemment dans la plupart des cas.

Les cardiaques qui se tuent sont surtout, parmi ceux dont nous avons étudié l'état mental, les lypémaniaques délirants. Le délire chez eux est de nature triste, consistant en idées de persécution (obs. XIV) ou en craintes de toute nature (obs. XVII, XIX) et accompagné de vagues hallucinations. Il se combine avec une certaine forme de stupidité, un état d'obtusion de l'esprit qui empêche toute systématisation de ces idées et produit en somme un véritable chaos mental. Aussi la détermination au suicide n'est-elle pas, dans les cas qui nous occupent, le résultat d'une opération consciente de l'intelligence. Chez ces esprits soumis à un travail semi-conceptif, semi-hallucinatoire dont ils subissent l'influence sans en connaître l'origine et sans pouvoir s'en défendre, l'idée de suicide surgit; et le plus souvent elle détermine une réaction en quelque sorte automatique qui peut aller jusqu'à l'accomplissement de l'acte.

Enfin chez quelques malades (obs. XXII) surtout chez ceux où paraissent prédominer les troubles circulatoires cérébraux, l'acte paraît s'accomplir indépendamment de tout travail délirant intellectuel. Il paraît y avoir plutôt oppression des facultés supérieures. Et le malade tente de se tuer poussé au suicide par des impulsions irrésistibles et inconscientes qui échappent à l'action de la volonté et constituent de véritables aberrations instinctives.

Troubles des facultés morales. Impulsions des cardiaques.

Observations XII, XVI, XVII, XVIII, XXIII, XXV, XXVI, XXVII, XXVIII.

Isolément ou concurremment avec ces troubles intellectuels à tendance lypémaniaque, on observe chez les cardiaques des modifications dans l'état de leurs facultés morales sur lesquelles nous devons insister. Ici encore c'est par les degrés faibles et compatibles avec l'état physiologique que nous commencerons notre étude pour n'arriver qu'en second lieu aux faits véritablement morbides.

Lorsque nous avons traité de l'hystéricisme cardiaque — il ne s'agissait, on s'en souvient, que de cardiaques aortiques — nous avons noté l'irritabilité très marquée de ces malades. Les observations que nous allons tantôt passer en revue se rapportent toutes au contraire à des cardiaques mitraux. L'irritabilité du caractère est encore la règle chez eux. Mais de plus, le développement souvent extrême des réactions passionnelles et une propension très prononcée aux violences leur donne une physionomie morale intéressante à envisager de près. Enfin cette disposition spéciale, passant par des degrés d'intensité variable peut se manifester par ces tendances véritablement morbides du cadre de l'aliénation mentale, que l'on a désignées sous le nom d'impulsions quelquefois irrésistibles.

Il y a longtemps déjà, on a cru observer que le désir de la vengeance, la propension au crime, au suicide, à verser le sang et les violentes passions sont particulièrement propres aux maladies du cœur (Nasse).

Amatus le Portugais, signale aussi la tendance aux vols, aux querelles, aux crimes de toute nature. Il est vrai que les nécropsies qu'il a pratiquées de bandits, de criminels de toutes sortes donnent des résultats passablement variables et lorsqu'on le voit constater indifféremment tantôt des incrustations pierreuses du cœur, tantôt une position inverse des viscères, ici une bifurcation de la veine cave supérieure, là un cœur divisé en deux, ailleurs un anévrysme de cet organe, on se demande s'il n'y a que de l'exagération dans les conclusions qu'il a formulées. — Mais arrivons aux faits plus constatables signalés par des auteurs qui font autorité dans la science. Corvisart écrit que dans l'anévrysme du cœur le malade « grondeur, toujours mécontent, s'irrite violemment contre la moindre contrariété », et Saucerotte, que nous avons souvent cité nous dit que les cardiaques se laissent facilement emporter à la fougue d'une première impulsion ou d'une colère irréfléchie.

Cette irascibilité plus ou moins prononcée, cette tendance à la colère si facile à mettre en jeu se retrouve dans plusieurs de nos observations.

La femme, dont l'histoire est rapportée dans l'obs. XXIV et qui est atteinte d'une insuffisance mitrale a toujours présenté un caractère irritable. Elle s'emporte facilement; ne présente d'ailleurs aucun trouble intellectuel et ne divague jamais. — Anne B. (obs. XXIII) d'un caractère insupportable, se plaignant toujours de tout, s'en prend aussi aux personnes; méchante, se dispute à tout propos avec ses compagnes de salle et entre fréquemment dans de violentes colères. — L'histoire de J. V. (obs. XII) est aussi bien intéressante. Nous le voyons d'abord à la suite de discussions quitter le toit paternel, sous lequel il ne peut plus vivre en contact avec son père. Habituellement triste et concentré, causant peu, mais naturellement enclin à la contradiction, la moindre parole suffit pour l'irriter et pour l'entraîner à des discussions, à des disputes et même à des scènes de pugilat, où il a toujours le rôle agressif.

Cette perversion du sens moral s'accentue chez les malades, ou quelquefois même ne se produit qu'à l'occasion de paroxysmes asystoliques et de l'aggravation des troubles circulatoires. Ainsi l'attaque d'asystolie chez la malade de l'obs. XXIV déjà naturellement irritable fait naître des accès de fureur. — On voit dans l'obs. XIV, chaque exacerbation cardiaque produire un dérangement intermettent des facultés mentales et laisser à la suite une humeur sombre et une irritabilité très grande de caractère. — Et chez cet autre malade (obs. XVII) les phénomènes d'asystolie provoquent des troubles du caractère, une irritabilité très grande, qui rend sa compagnie difficile pour les siens et contraste d'ailleurs avec sa douceur habituelle.

Les aliénés, atteints d'affection cardiaque mitrale présentent aussi nettement et quelle que soit la forme de leur délire une propension aux violences. Notons d'abord l'irritabilité de Colombe Ch. (obs. XIII) dont on ne peut souvent s'approcher sans recevoir une bordée d'injures. — Chez Brierre (obs. XXV) la nature des idées délirantes est assez complexe; il n'en est pas moins remarquable par son irascibilité extrême. Il s'emporte violemment pour le moindre sujet contre sa femme et sa fille, les menace souvent, va même jusqu'à les frapper, et deux fois dans ses accès de colère, attente à la vie de sa femme.

Bien près de ces tendances agressives comme manifestations extérieures, mais en différant néanmoins comme nature des troubles psychiques qui leur donnent naissance, se trouvent ces impulsions en quelque sorte irrésistibles des aliénés qui vont quelquefois jusqu'à l'exécution d'actes dangereux. Dans l'obs. XXVI, une jeune fille, dont la lésion mitrale est décelée par un souffle rude au premier temps, atteinte de folie chronique avec prédominance du délire religieux, est signalée comme dangereuse par suite de son pendant irrésistible à la violence. Pour un rien, elle entre en fureur et frappe ; elle est la terreur des autres malades. — Nous retrouvons des exemples d'impulsions véritablement morbides dans les obs. XXVII et XXVIII ; mais ici les lésions mitrales ne sont peut être pas assez marquées, surtout dans la seconde, pour qu'on puisse leur attribuer, du moins d'une façon prépondérante, une véritable influence causale. Chez la première malade atteinte de folie générale avec prédominance d'idées religieuses et d'agitation maniaque, on note des instincts destructeurs et des impulsions agressives ; lorsqu'on la contrarie, elle devient dangereuse. Les deux valves de la mitrale sont considérablement épaissies, couvertes d'aspérités rugueuses en grand nombre. Le deuxième malade est un jeune homme de 22 ans, mort tuberculeux, à l'autopsie duquel on trouve deux végétations sur la mitrale. C'est après qu'il a allumé un incendie qu'on le conduit à l'hôpital. Il a des violences imprévues et soudaines qui le rendent dangereux ; il est noté, et nous y insistons, qu'elles s'accompagnent d'angoisse et de palpitations cardiaques. Un jour il brise tout à coup quinze vitres ; le même fait se reproduit une seconde fois. Il frappe, mord, déchire comme une bête fauve, attaque les personnes, profère des menaces. Dans l'intervalle, il est taciturne, muet, demi-stupide.

On le voit, la perversion du sens moral peut exister à des degrés bien différents. Au début, et c'est naturellement le cas le plus fréquent, compatible encore avec le plein exercice des facultés intellectuelles, elle paraît consister simplement en un surexcitabilité anormale de cet appareil passionnel qui traduit en actes les sensations émotionnelles. Peu à peu cependant l'exagération plus marquée de cette disposition produit parallèlement une oppression plus ou moins durable des facultés supérieures qui comptent dans leurs nobles et hautes fonctions la répression des mouvements passionnels. Enfin l'individu n'est plus maître de lui et dans les paroxysmes extrêmes ces mouvements peuvent prendre un véritable caractère d'irrésistibilité. Certains malades mêmes, les aliénés principalement, s'y laissent aller avec une perte complète de toute liberté morale.

A côté de ces faits dûment établis, il en est d'autres plus rares, qui répondent à des observations moins nettes et où la nature du trouble moral est différent. Les actes de ces aliénés se distinguent encore par leur caractère de violence et d'irrésistibilité. Mais exécutés sans motif et partant souvent sans passion, ils ne sont que la conclusion d'impulsions nées dans le malade même, indépendamment de toute provocation extérieure, et constituent de véritables aberrations instinctives. C'est une sorte de folie morale, telle que nous l'avons constatée chez G (obs. XXVIII) et qui se manifeste souvent par l'exécution de faits qualifiés crimes.

Pathogénie des troubles psychiques

Les relations qui unissent le cœur, le cerveau, la circulation sont bien connues. Nous avons noté en passant dans un article précédent l'influence de la folie sur la circulation ; les modifications du pouls, les troubles de la circulation capillaire, la dilatation de vaisseaux sanguins, la production de certains goitres dans quelques formes d'aliénation mentale, etc, la démontrent surabondamment.

L'influence inverse de la circulation sur la folie avait depuis longtemps frappé les auteurs anciens. Cox, dans une observation rapportée par Nasse, relate le fait d'un homme qui, avec un pouls de 40 pulsations était à moitié mort, à 50, mélancolique, à 70, parfaitement raisonnable, et à 80, maniaque. Nous n'en garantirions pas, il est vrai, l'absolue authenticité. — On sait le rôle considérable que l'on a fait jouer dans le temps dans la pathogénie de la mélancolie aux troubles de la circulation abdominale ; peut-être n'en tient-on pas assez compte aujourd'hui. — Plus probantes sont ces observations authentiques, qui témoignent des modifications dans le travail de la pensée et même dans le caractère des sujets suivant leur position (verticale ou horizontale) et par suite suivant l'état de leur circulation cérébrale. — Nous avons nous-même insisté sur l'aggravation de certains troubles mentaux durant les paroxysmes asystoliques.

Il est donc naturel de supposer que les troubles circulatoires sont l'intermédiaire entre les affections du cœur et les perversions de l'état mental que l'on y rencontre.

Les troubles de la circulation varient suivant la nature de l'affection du cœur. L'anémie cérébrale est la règle dans les lesions aortiques; la congestion veineuse au contraire dans les lésions mitrales. Mais cette congestion qui existe à un si haut point dans les autres organes, est par le fait de la disposition anatomique des vaisseaux sanguins, beaucoup moins prononcé dans le cerveau. Il y a lieu d'en tenir grand compte néanmoins et, nous y reviendrons à propos des accidents asystoliques où elle s'accentue davantage.

A côté des modifications quantitatives dans l'irrigation sanguine cérébrale, les altérations qualitatives du sang peuvent modifier les fonctions cérébrales par troubles de la nutrition de l'organe. En effet, si dans le cycle morbide des affections du cœur, si bien tracé par M. le professeur Peter, les accidents mécaniques de congestion sanguine sont les premiers en date, les modifications de l'hématose et de l'hématopoièse ne tardent pas à se produire, entraînant avec elles des altérations variées du sang. Il en résulte d'abord une véritable chlorose cardiaque qui reconnaît, comme le le fait remarquer M. le professeur Fabre, deux éléments pour cause: 1° une anémie vraie, dépendant d'une diminution de la masse totale du sang, 2° une anémie globulaire par diminution du nombre des globules. Si l'on ajoute à ces modifications anatomiques, les modifications qui portent sur la constitution chimique du liquide sanguin : diminution de la quantité d'oxygène, accumulation de l'acide carbonique et des produits de désassimilation, on comprend comment une simple lésion des valvules du cœur peut entraîner une cachexie générale de l'organisme par l'intermédiaire des altérations profondes du liquide nourricier : Le cerveau n'échappe pas à ces conséquences, et comme tous les organes de l'économie, il doit se contenter de ce que le sang lui apporte.

Nous n'avons pas la prétention par les considérations de physiologie pathologique qui précèdent de résoudre la question pathogénique ; tout au plus pouvons-nous espérer l'avoir fait avancer d'un pas. Aller plus loin dans cette voie serait imprudent.

Mais on peut trouver ailleurs des faits propres à répandre quelque lumière sur le sujet.

Si dans les premières pages de notre travail, nous nous sommes arrêté avec tant d'insistance sur le caractère des rhumatisants, c'est que nous avions été frappé de la grande ressemblance qu'il présente avec celui des cardiaques mitraux. Le rhumatisant, dit M. Faure, a des moments de tristesse sans cause, d'abandon de lui-même incompréhensible, et de découragement sans raison ; il a une grande tendance à voir tout en noir ; ses sentiments alors s'altèrent, et i devient indifférent à tout ce qui l'entoure. Le rhumatisant, d'autre part, est ombrageux, querelleur, violent même; au moindre motif il s'irrite au suprême degré, etc. Ne dirait-on pas une copie de ce tableau, celui que nous avons tracé de nos cardiaques, où les idées tristes, les tendances lypémaniaques, le caractère irritable, emporté et violent forment les traits principaux ?

La raison de cette ressemblance est souvent fort simple, et l'on aura moins lieu de s'en étonner, si l'on réfléchit que le cardiaque est bien souvent en même temps un rhumatisant ; plus encore, qu'il doit fréquemment sa lésion du cœur à une attaque de rhumatisme articulaire aigu.

Mais ce n'est pas tout; si l'état mental du cardiaque et celui du rhumatisant méritent d'être mis en parallèle, on peut, en dehors des faits de coïncidence, rapprocher, ce semble aussi, l'état physique de l'un et de l'autre. Cet arthritique à tempérament sanguin, au facies coloré, aux extrémités, pieds et mains, toujours violet, dont la circulation capillaire enfin se fait partout si mal, cet arthritique avec ses tendances aux congestions de toute nature, aux congestions céphaliques comme aux congestions hémorrhoïdaires, aux ménorrhagies et aux épistaxis ne rappelle-t-il pas en beaucoup de points les traits de la constitution morbide créée par la maladie mitrale? L'arthritique et le cardiaque mitral ne sont-ils pas tous deux ce que l'on peut appeler des *veineux*, sans aller plus loin dans l'essence du tempérament et de la constitution. Ce rapprochement et ses conséquences méritaient, ce nous semble, d'être présentés.

Il est une maladie que nous rapprocherons avec plus de raison encore de l'affection mitrale, à cause de leurs analogies d'influence sur la circulation; c'est la cyanose ou maladie bleue. Il y a longtemps déjà que les observateurs ont été frappés de l'état moral de ces mal conformés du cœur, et nous ne ferons que signaler le caractère violent et emporté de ces enfants, chez lesquels les mouvements de colère passent à l'état de faits habituels. Les troubles circulatoires dépassent ici ceux des cardiaques mitraux : la stase veineuse, je préfère dire l'état veineux est porté si loin ici que ces malades en sont bleus.

Ainsi, arthritiques, cardiaques mitraux, cyanotiques, nous pouvons ajouter hémorrhoïdaires, et tous ces individus que des analogies de tempérament rapprochent, ont d'autre part bien des points de ressemblance dans leur état mental. On ne peut s'empêcher de penser qu'il y a plus qu'une coïncidence dans l'existence simultanée de ces manifestations d'ordre différent.

Et nous croyons pouvoir légitimement conclure, que si bien souvent c'est à l'arthritisme concomitant que le cardiaque emprunte la forme de ses dispositions psychiques et de ses tendances morales, souvent aussi ces mêmes caractères et peut être surtout leur exagération reviennent à la constitution morbide générale créée par l'affection cardiaque.

Folie cardiaque. — Lorsque les troubles psychiques acquièrent une certaine intensité, ils vont nous l'avons dit jusqu'à l'aliénation mentale. Nasse a le premier, en 1818, nettement indiqué l'existence de la folie cardiaque. C'est dans le cadre des folies sympathiques que les auteurs l'ont classée depuis à côté de la folie génitale, de la folie utérine, etc.

Mais qu'est-ce donc qu'une sympathie? Loiseau définit « sous le nom de sympathie, d'une part, cette dépendance mutuelle qui existe entre toutes les parties de l'organisme et qui se montre plus étroitement entre certains organes et certains appareils, et d'autre part cette solidarité spéciale que l'on remarque dans certains états pathologiques ou dans certaines idiosyncrasies. » Mais au point de la nature de cette dépendance ou de cette solidarité, faut-il, comme Loiseau « réserver le nom de sympathies à ces irradiations nerveuses qui ont lieu entre les organes plus ou moins éloignés, sans que les parties intermédiaires éprouvent aucune sensation, aucune commotion », ou faut-il même avec certains auteurs identifier la sympathie avec l'action réflexe? La folie génitale, la folie utérine paraissent bien être des folies sympathiques dans le sens restreint ci-dessus énoncé. Mais la folie cardiaque est-elle le résultat d'une irradiation nerveuse entre le cœur et le cerveau? Le fait paraît peu probable et les modifications circulatoires paraissent bien plutôt devoir être incriminées.

Le terme de sympathie est excellent en ce qu'il indique un fait sans préjuger rien de sa nature: c'est un tort, il nous semble de vouloir en faire un terme pathogénique toujours identique à lui-même. Aussi nous admettons volontiers que la folie cardiaque est une folie sympathique, mais nous ne croyons nullement par cela expliquer comment elle se produit.

Avec Griesinger on peut admettre que les maladies mentales sont ou primitives, dues à une influence qui agit directement sur le cerveau, ou secondaires, dues à des lésions d'un autre point de l'organisme. Ces dernières forment un groupe de folie que l'on peut dénommer *folies somatiques*. Celles-ci, d'après Griesinger encore, reconnaîtraient trois modes pathogéniques : 1° troubles de la circulation cérébrale (maladie du cœur, des artères) ; 2° irritation nerveuse du cerveau (blessure d'un nerf, folie génitale) ; 3° nutrition incomplète du cerveau par sang vicié ou défectueux (anémie, intoxications).

La folie cardiaque rentre donc dans l'ordre des *folies somatiques* ; elle reconnaîtrait surtout le premier et le troisième mode pathogénique. Les réflexions que nous a suggérées plus haut la constitution morbide générale créée par les maladies du cœur trouveraient encore ici leur place. Cette constitution morbide et les troubles circulatoires cérébraux paraissent être le mode d'influence des maladies du cœur sur la folie. Cette influence, on sait dans quelles limites prudentes nous l'avons admise. Elle peut être véritablement causale, prédisposante ou déterminante ; elle peut simplement se faire sentir dans le cours de la folie pour en modifier la forme et la marche.

Le rôle étiologique de la maladie du cœur est souvent facilité par des conditions adjuvantes; ceci nous conduit sur le terrain des causes prédisposantes ; leur importance est capitale. Signalons en premier lieu, l'hérédité: les fils d'aliénés sont plus aptes que tout autre à être atteints de folie cardiaque. En second lieu se fait sentir l'influence de la diathèse rhumatismale: les cardiaques arthritiques tombent plus fréquemment que les autres dans l'aliénation mentale. Enfin les causes morales, émotions pénibles, etc. favorisent le développement de la folie chez les cardiaques.

CHAPITRE II.

Troubles psychiques dans l'asystolie.

Sous l'influence des modifications circulatoires créées par la lésion cardiaque, se constitue, comme nous l'avons vu, un état morbide dynamique de l'organisme tout entier; pour le caractériser d'un mot, nous avons appelé les cardiaques mitraux, des veineux; les cardiaques aortiques sont des artériels. La maladie du cœur ainsi établie conduit tôt ou tard à la mort. Mais elle est loin de suivre une marche uniformément progressive vers la terminaison fatale. A intervalles irréguliers de plus en plus courts, des épisodes aigus, les attaques d'asystolie surgissent pour précipiter plus promptement le drame morbide vers son dénouement. Qu'elles se produisent au cours des affections aortiques, ce qui est rare, ou durant l'évolution des affections mitrales, bien plus fréquemment, elles présentent dans les deux cas la même physionomie. Nées le plus souvent de l'exténuation de l'organe malade, le cœur, ces attaques consistent surtout en troubles circulatoires mécaniques d'où résultent dans tous les organes, dans tous les points de l'économie des congestions passives, des infiltrations séreuses, etc.

Il est remarquable que chez les aliénés cardiaques les recrudescences de la maladie du cœur produisent des recrudescences parallèles dans les manifestations délirantes. Morel[1] est le premier, nous croyons, qui ait insisté sur ces faits: «On comprend, dit-il, la périodicité dans les exacerbations de nos malades (aliénés) atteints de maladies du cœur: hypertrophie, insuffisance de l'orifice auriculo-ventriculaire. Ces accès périodiques sont toujours en rapport avec une difficulté plus grande de respirer, un état d'œdème ou d'infiltration des membres inférieurs et parfois une irritabilité indicible. J'ai remarqué chez les mêmes individus le retour périodique d'idées systématiques bizarres, de tendances hypochondriaques, et souvent j'ai constaté des hallucinations spéciales qui surgissent avec l'augmentation de l'obstacle à la circulation et avec la congestion cérébrale qui en était la suite.» Nous avons aussi fait ressortir les exacerbations symptomatiques de l'aliénation durant les périodes asystoliques, et c'est là un caractère de la folie cardiaque, qui présente souvent des oscillations brusques dans l'intensité de ses symptômes et une marche intermittente. Comme tout se rencontre dans la nature, on peut constater dans certains cas, une influence inverse de la folie sur la maladie de cœur. On a vu quelquefois les malaises somatiques du cœur diminuer quand la folie se dessine, et nous avons insisté plus haut sur le caractère latent que peuvent revêtir les affections du cœur chez les aliénés.

Mais élargissons notre cadre d'étude et sans nous limiter à l'influence des crises asystoliques sur la folie, passons en revue les divers troubles psychiques qu'elles peuvent provoquer chez des cardiaques souvent jusque là sains d'esprit. La variété de ces troubles qui n'ont de commun que leur époque d'apparition exige qu'on les étudie séparément.

1°. *Hallucinations.*

Observations XXIX, XXX, XXXI, XXXII, XXXIII, XXXVII.

Les hallucinations apparaissent bien rarement dans le cours des maladies du cœur, tant qu'existe la compensation; nous croyons même qu'elles ne s'y montrent jamais à l'état isolé. Elles peuvent seulement quelquefois constituer un des éléments de cette folie cardiaque que nous avons étudiée; c'est ainsi qu'elles se trouvent signalées dans les observations XIV, XVI, XIX, qui se rapportent à des faits de lypémanie avancée.

Au contraire durant les périodes asystoliques, dans l'asthénie cardio-vasculaire, elles sont relativement fréquentes. Elles ont leur maximum de fréquence dans les derniers jours de la vie, où par le fait cette asthénie est le plus prononcé. Alors elles peuvent exister à l'état absolument isolé ou du moins avec une certaine indépendance vis-à-vis des autres troubles psychiques. Bien plus, ceux-ci, lorsqu'ils coexistent, ne sont souvent que la conséquence du délire sensoriel ;

l'hallucination est alors le fait primordial qui a donné naissance au délire intellectuel. Ainsi tel malade (obs. XXXII, XXXIII), qui a des visions nocturnes, converse avec l'objet de ses visions. Il peut se souvenir le lendemain de ses visions. Son délire hallucinatoire a été, en somme, un songe à l'état de veille.

Le siège de la lésion aortique (obs. XXXIII, XXXVII) ou mitrale (XXX, XXXII) importe peu. Les hallucinations peuvent se produire indifféremment dans les deux cas, pourvu que les phénomènes asystoliques soient bien accusés.

C'est surtout la nuit (obs. XXIX, XXXII, XXXIII) que les malades sont sujets à leurs hallucinations. Le fait n'a rien d'étonnant. Le caractère nocturne indique comme toujours et partout, le premier degré des troubles sensoriels, et par suite le plus fréquent. Comme une règle ne vaudrait rien sans exception, nous en citerons une dans l'obs. XXX où le malade a ses hallucinations surtout le jour. Sergent (obs. XXXVII) était tourmenté de ses hallucinations tous les soirs à la même heure (4 h.) au moment où, disait-il, il se sentait le cerveau plus faible et avait des accès d'oppression plus violents.

On a dit que ces hallucinations avaient un caractère terrifiant. Dans les cas de lypémanie dont nous avons déjà parlé, c'est en effet assez fréquent. Ici c'est plus rare: l'objet du délire sensoriel est souvent de nature insignifiante, quelquefois plus ou moins effrayant, rarement cependant de nature terrifiante. Une dame (obs. XXXIII) voit chaque nuit un enfant auprès de son lit et converse avec lui. Sergent (obs. XXXVII) voit défiler devant lui les habitants des nombreux pays étrangers qu'il a parcourus; ces hommes lui apparaissaient d'une stature gigantesque, il les touchait presque, leur parlait. Puis ces fantomes faisaient place à une myriade de petits papillons blancs qui voltigeaient autour de lui. Ces nuées de papillons étaient à leurs tour remplacés par de petits vers qui serpentaient autour de sa tête. Un malade (obs. XXXII), la nuit, les yeux largement ouverts, aperçoit sa femme et converse avec elle sur le ton d'une discussion animée. Un autre (obs. XXX) voit des cabriolets qui s'avancent vers lui; il entend les cochers qui le menacent. Celui-ci, (obs. XXIX) durant ses crises, se trouve entouré de lumières agitées par des individus qu'il ne connait pas et qui le menacent. Cet autre (XXXI), au moment de ses exacerbations cardiaques, a des hallucinations singulières; des fantômes blancs à formes fantastiques et indéfinissables se dressent devant lui.

Les hallucinations qui dominent sont celles de la vue. N'apparaissant d'abord que la nuit, temporaires, ne s'accompagnant, lorsquelles existent seules, que de troubles intellectuels peu accusés, elles constituent alors le premier degré des délires sensoriels. Plus tard elles apparaîtront aussi le jour, seront plus durables, etc. Les hallucinations de l'ouïe constituent une étape plus avancée dans la voie de ces délires sensoriels et s'accompagnent en général de troubles mentaux plus accusés.

Les hallucinations peuvent compliquer les différentes formes de délire que nous allons étudier (obs. XVI, XVII).

2°. *Délire à forme mélancolique.*

Observations XVI, XVII.

Nous avons assez insisté sur la lypémanie cardiaque ; nous avons démontré aussi qu'elle s'exagérait sous l'influence des paroxysmes asystoliques. Mais bien plus, revêtant une forme absolument intermittente, elle peut n'apparaître qu'au moment de ces paroxysmes. Dans l'obs. XVII, trois fois on a vu avec les troubles circulatoires de l'asystolie, apparaître les troubles mentaux, consistant en mélancolie très accusée avec tendance aux terreurs religieuses et impulsion au suicide contre lesquelles le malade a à soutenir des luttes pénibles. Une femme (obs. XVI) durant ses exacerbations cardiaques, sujette à des terreurs continuelles, se croit menacée par des voleurs, des apparitions nocturnes, etc. Nous avons aussi cité cette observation de M. Raynaut, dans laquelle les accès de lypémanie étaient liés au retour de l'asystolie.

3° *Délire systématisé à forme de manie.*

Observations XXXIV, XXXV, XXXVI.

A côté de la forme dépressive des troubles psychiques liés à l'asystolie, il existe une forme active, maniaque rappelant certains délires vésaniques plus ou moins systématisés.

L'obs. XXVI est un exemple de cette forme au degré le plus faible. Il s'agit d'un riche négociant, qui, au moment de ses crises asystoliques, était obsédé d'idées ambitieuses roulant sur sa fortune, sur ses projets, etc. Parfaitement conscient de l'insanité de ses conceptions, il luttait contre elles sans pouvoir les dominer.

A des degrés plus avancés les conceptions délirantes peuvent surgir avec perte complète de la conscience, comme manifestation de véritables aliénations mentales. Un homme, d'une soixantaine d'années (observation XXXV) qui avait occupé une assez haute position politique en Belgique, en proie aux accidents de l'as thénie cardio-vasculaire a pendant quarant-huit heures une véritable attaque d'aliénation mentale. Lui qui ne pouvait quitter son lit, se lève tout à coup, s'habille avec l'aide de son valet, et sort en voiture pour aller à la Chambre. Il se croyait en Belgique. Il fait le tour des Champs-Elysées sous prétexte d'affaires politiques, etc. — M... (obs. XXXIV) officier retraité, très religieux, apprend par des révélations intimes des choses importantes pour le bonheur de la France ; il écrit mémoires, pétitions, etc. Il a des visions ; il doit remettre entre les mains d'un prince de la famille royale une huile sainte qui doit assurer le bonheur de la dynastie et de la France etc. Plusieurs fois il fut repris d'un dérangement analogue des facultés mentales, coïncidant toujours avec les exacerbations de sa maladie de cœur.

Ces faits intéressants sont relativement rares.

4° Délire incohérent à forme de démence.

Observations XXXVII, XXXVIII.

En pleine asystolie caractérisée par l'œdème pulmonaire, l'oppression extrême, la congestion du foie, les urines rares, rougeâtres, l'œdème malléolaire, Sergent (obs. XXXVII) présente des troubles mentaux assez caractérisés. Il marmotte des paroles incohérentes, se livre à des actes sans suite, répond de travers quand on lui parle ; se promène durant deux jours avec un fil attaché à une dent dont il n'avait jamais souffert, et quoique manifestant l'intention d'arracher la dent, se garde bien de tirer sur le fil, etc. —L... (obs. XXXVIII) en asystolie, pouls veineux, etc., se lève, met sa chemise à l'envers, et croyant avoir passé son pantalon, met sa ceinture et se promène dans la salle dans ce singulier appareil. Il marmotte des paroles incompréhensibles, répond de travers quand on lui parle, prend un objet pour un autre, etc.

Les deux faits qui précèdent rappellent beaucoup les troubles mentaux que l'on rencontre dans la sénilité et dont l'incohérence des actes est un des caractères dominants. Ils se rapportent pourtant l'un à un homme de 63 ans, l'autre à un jeune homme de 23. Le point de contact entre les deux, est le siège de la lésion cardiaque, chez l'un et chez l'autre à l'orifice aortique. Nous rapprocherons ces faits de ceux que nous avons étudiés à l'article : Démence dans les maladies du cœur. Nous ne saurions dire si le même rapprochement serait à faire sur le terrain pathogénique ; il nous semble au contraire que les phénomènes d'asystolie et de stase encéphalique dans les deux cas actuels ne l'autoriseraient pas absolument.

Délire ultime dans les maladies du cœur.

Nous arrivons aux faits vulgaires sur lesquels nous passerons rapidement.

Le cardiaque meurt souvent sans trouble de l'intelligence, celle-ci conservant jusqu'au dernier moment, à côté de la déchéance de l'être tout entier, sa pleine vigueur. Néanmoins la mort est précédée ordinairement de quelques heures de coma. Celui-ci peut s'être établi graduellement dans le dernier ou les deux derniers jours, passant de l'hébétude à la stupeur et au collapsus le plus absolu.

Il n'est pas rare enfin de voir ce coma terminal précédé lui-même d'un délire aux allures les plus vulgaires. Ce délire peut n'apparaître que vingt-quatre heures avant la mort, ou éclater dans quelques circonstances huit, dix, quinze jours avant la terminaison fatale. Un de ses caractères est d'apparaître d'abord la nuit : ce délire nocturne des cardiaques aux approches de la mort avait été signalé par Corvisart, et M. le professeur Peter y insiste beaucoup dans ses cliniques. C'est un élément des plus graves pour le pronostic. Le plus souvent, c'est un délire assez tranquille, calme, un subdélirium accompagné de rêvasseries. Quelquefois au contraire violent et d'allures bruyantes, il n'en est que plus sérieux, précédant de fort peu la mort.

Pathogénie.

Nous venons de passer en revue les formes diverses que peuvent revêtir les troubles psychiques dans les paroxysmes asystoliques. Il est naturel de les rapporter aux troubles si accentués de la circulation cérébrale.

Mais un élément important de la question, l'altération du sang, ne doit pas être négligé. Sa pauvreté en oxygène, l'anoxémie, sa richesse en acide carbonique, dont on connaît l'action excitante sur les éléments nerveux, et probablement aussi en produits de désassimilation, suffisent amplement à rendre compte de son action nocive sur le cerveau.

Quant aux troubles circulatoires proprement dits, les modifications dans la quantité de sang que reçoit le cerveau nous arrêteront d'abord. Cette quantité peut être diminuée, d'où anémie cérébrale; elle peut être augmentée, et dans le cours des maladies du cœur, des congestions ou hyperémies actives peuvent se développer avec une certaine indépendance du côté de l'encéphale. Dans les attaques d'asystolie et dans les dernières périodes de la maladie, c'est la congestion et la stase veineuse qui prédominent; elles peuvent avoir pour conséquences l'œdème cérébral, l'hydropisie des ventricules, les thromboses des sinus.

Après les modifications en plus ou en moins dans l'irrigation sanguine cérébrale, les irrégularités de sa répartition sont importantes à signaler. Dans les autres organes de l'économie, les diverses parties de ces organes fonctionnant d'une façon identique peuvent au besoin se supplier les unes les autres. Dans le cerveau, au contraire, le fonctionnement de chaque partie se spécialisant davantage, on comprend la gravité des symptômes qu'un trouble circulatoire même assez localisé est capable de produire. Sans tirer de cette considération aucune conclusion absolue, on en prévoit la portée, par exemple dans la recherche pathogénique des hallucinations, en face des efforts des localisateurs pour rapporter aux couches optiques l'origine de ce délire sensoriel.

Enfin les modifications dans la quantité relative de sang que contient le cerveau, et les variations de pression que cet organe doit subir méritent qu'on y insiste. Saucerotte parle des secousses que les battements artériels communiquent à la masse encéphalique. Il ne faudrait pas s'exagérer cet élément pathogénique. Le rôle du liquide céphalo-rachidien est précisément de parer à ces brusques changements de pression. Grâce à la présence autour des vaisseaux sanguins des gaînes lymphatiques, où la quantité du liquide oscille en sens inverse de la quantité de sang contenue dans ces vaisseaux, le cerveau échappe à cette cause de compression signalée par Saucerotte. On comprend néanmoins que cette disposition de la nature ne suffise pas à corriger certaines variations de pression pathologiques puissantes; et comment dans certains cas d'insuffisance aortique par exemple avec cor bovinum, les ondées sanguines à ascension brusque et à reflux brusque puissent ne pas être absolument compensées dans leurs effets, et occasionner des secousses synchrones dans la masse nerveuse.

Au lieu de ces variations brusques de pression dues à la force de l'impulsion cardiaque, l'affaiblissement systolique et la parésie du cœur peuvent amener une diminution dans la pression totale du sang contenu dans la boîte crânienne. Le cerveau est alors porté avec moins de force à chaque pulsation contre les parois internes du crâne. Il s'anémie dans sa substance; et en même temps à sa périphérie, une congestion souvent intense des méninges vient combler le vide a vacuo, résultat de la diminution de pression. D'ailleurs cet état du cerveau : anémie profonde, hyperémie des membranes et de la périphérie est à peu près constant dans tous les cas où cet organe cesse de recevoir la quantité de sang dont il a besoin. Il est à peine besoin de faire remarquer l'influence qui doit revenir à cette hypérémie de la couche corticale du cerveau, dans la pathogénie des troubles de la pensée.

Voilà bien des éléments divers dont plusieurs sont contradictoires. Auxquels s'adresser pour résoudre le problème. Certains auteurs croient pouvoir attribuer à la congestion veineuse les phénomènes de dépression, l'excitation à l'anémie cérébrale, ou à l'hypérémie active... Pour d'autres auteurs, tel ordre d'accidents prédominerait dans les lésions mitrales, tels autres dans les lésions aortiques. Nous croyons avec M. le professeur Lasègue qu'il n'y a pas de distinction à établir entre les différents cas, qu'on ne peut mettre toujours l'exaltation sur le compte des affections aortiques, sa dépression à l'actif des affections centrales. Ces deux modalités symptomatiques se sont montrées indifféremment dans les deux cas au moment des périodes asystoliques. Quant au rôle de l'anémie ou de l'hyperémie, ne voit-on pas bien souvent ces deux états opposés produire des symptômes analogues?

Si donc c'est aux troubles circulatoires cérébraux que revient l'éclosion du délire dans l'asystolie, nous pensons qu'ils sont impuissants par eux-mêmes à fixer la forme du délire. La prédisposition individuelle aurait à cet égard une influence prépondérante.

Limbo pense que la fréquence de ces accidents serait en raison du développement intellectuel et de l'activité cérébrale de chaque individu. L'état d'activité de l'esprit s'accompagne d'une hyperémie active. La continuité dans la tension cérébrale peut amener à la longue une hypérémie passive; il suffirait alors d'une intervention cardiaque pour entraîner des accidents graves. Nous croyons volontiers dans certains cas à l'influence indiquée par Limbo. Ainsi nos trois faits de délire maniaque systématisé se rapportent tous à des hommes à développement intellectuel dépassant la moyenne et qui avaient vécu beaucoup de leur cerveau. — De même l'état mental spécial de ces malades que M. le professeur Lasègue appelle les cérébraux, serait aussi une prédisposition puissante à ces troubles psychiques à l'égard desquels les attaques d'asystolie joueraient alors facilement le rôle de cause déterminante.

Pour nous résumer nous adoptons comme éléments étiologiques des troubles mentaux dans l'asystolie :

1° Une prédisposition individuelle cérébrale soit congénitale par influence héréditaire, soit acquise, par excès de fonctionnement ou par troubles cérébraux antérieurs.

2° Une seconde cause prédisposante : la malnutrition cérébrale due à l'influence prolongée de la maladie de cœur.

3° Une cause déterminante : les troubles circulatoires cérébraux développés plus ou moins rapidement par l'attaque d'asystolie, et dont la nature difficile à déterminer varie peut-être dans les différents cas.

Quant au délire ultime, on peut sans témérité, je crois, le mettre sur le compte de la congestion veineuse passive.

APPENDICE

DES DÉLIRES MÉDICAMENTEUX CHEZ LES CARDIAQUES.

Tout cardiaque traité est un terrain sur lequel peuvent évoluer deux ordres de symptômes : 1° ceux de la maladie dont il est atteint ; 2° ceux de la médication à laquelle il est soumis. Si nous écrivons ce chapitre, c'est que nous croyons à l'existence assez fréquente des délires toxiques chez les cardiaques.

Délire digitalique. — Le médicament le plus employé dans les maladies du cœur, surtout aux époques asystoliques, c'est la digitale. Le Dr Duroziez a le premier décrit un délire digitalique, M. le professeur Vulpian admet aussi, qu'outre les vertiges, la digitale peut produire d'autres troubles cérébraux, tels que des hallucinations, du délire nocturne surtout. Le délire serait chez certains malades un des premiers et des principaux phénomènes de l'intoxication par la digitale. L'auteur dont nous parlons cite l'observation suivante :

« Il y a deux mois, je prescrivais 2 pilules de 0,10 centigr. de poudre de digitale à une malade de mon service atteint d'une insuffisance mitrale avec asystolie très prononcée. Cette malade me prévint qu'elle aurait du délire si elle prenait ces pilules, parce qu'elle avait déjà été traitée plusieurs fois à l'aide de la digitale, et que chaque fois on avait dû suspendre le traitement à cause de cet accident. Ce qu'elle m'avait dit arriva en effet. Elle eut du délire, avec agitation considérable pendant une grande partie de la nuit. Elle ne reprit de nouveau 2 pilules de digitale qu'au bout de quelques jours, pendant lesquels l'intelligence était restée parfaitement normale. Le même phénomène se reproduisit cette fois encore. Ce n'est pas d'ordinaire aussi rapidement, ajoute M. le Professeur Vulpian, que se manifeste le délire digitalique; il ne se produit qu'après deux, trois, quatre jours de traitement, ou même après un plus grand nombre de jours. »

M. le Dr Fagart, qui dans sa thèse repousse l'existence du délire digitalique, s'appuie sur des arguments d'une certaine valeur. « Ce soi-disant délire toxique, dit-il, n'existe dans la plupart des observations citées en preuve de sa réalité, qu'à l'état isolé indépendamment de tout autre symptôme d'intoxication digitalique. Comment distinguer alors si ce délire est un effet du médicament ou simplement de la maladie? » Soit, l'argument a de la valeur; mais nous allons citer quelques exemples qui y échappent. Pour être rares, ils n'en seront pas moins démonstratifs en raison de la concomitance du délire avec d'autres symptômes digitaliques, tels que le ralentissement du pouls par exemple.

Duroziez. Obs. III. — Dumont, 71 ans, entre le 24 mai, meurt le 30 août. — Dilatation de l'aorte, insuffisance mitrale. Il prend à 5 granules de digitaline et 0,30 centigr. de poudre pendant un mois.

25 juin. Il déraisonne depuis trois jours. Pouls à 36°, géminé. On supprime la digitale.

Le 26. Langue sèche. Pouls géminé.

— —

Le 28. Il ne divague plus, n'a plus d'hallucinations; il voyait des morts autour de lui.

Plus tard, on reprend la digitale à 0,30 et 0,40 centigr. Il meurt deux jours après qu'on a cessé le médicament.

Cloetta. Obs. I. — « Homme de 58 ans, atteint d'insuffisance mitrale et d'hydrothorax. Il prend sans aucun résultat, durant quinze jours, une infusion chaude de digitale à la dose quotidienne de 0,50 centigr. Puis soudain, une nuit, délire aigu avec agitation maniaque. Ampleur et ralentissement du pouls (48-52), la veille encore très petit et battant 90-100. Refroidissement de la peau, dilatation des pupilles. Ni vomissements, ni diarrhée, ni diurèse. Après quatre jours de cet état, le malade revient peu à peu à lui, et il a une diurèse abondante. »

Idem. Obs. IV. — Jeune pneumonique qui avait pris l'infusion de digitale pendant six jours. A la période de résolution, phénomènes de digitalisme : 36 pulsations, refroidissement des extrémités, dilatation des pupilles, crampes des mollets; illusions sensorielles. »

On le voit, le délire digitalique paraît être un symptôme d'intoxication plus ou moins précoce. Mais il n'apparaît pas dans l'empoisonnement aigu par la digitale où les vomissements et la diarrhée jouent un rôle prédominant.

L'existence du délire digitalique établi, resterait à en apprécier la fréquence. Ce terme du problème est plus difficile à résoudre; avec les données actuelles, nous disons impossible. Car on ne peut, dans la plupart des cas où le délire est isolé, reconnaître s'il est dû au médicament ou à la maladie.

Quoi qu'il en soit, nous sommes assez porté à croire que chez les cardiaques, les troubles de la circulation cérébrale doivent favoriser l'éclosion du délire digitalique. Nous sommes même à nous demander si, dans plusieurs de nos observations relatées comme exemples du délire cardiaque, les troubles psychiques ne reconnaissaient pas une origine toxique. Par exemple dans l'Obs. XXIX : Le malade pendant ses crises d'asystolie avait des hallucinations. Ces crises duraient deux à trois mois ; on lui faisait des frictions avec de la teinture de digitale, et on lui faisait prendre une potion avec de la digitale. — Que penser de l'Obs. XXXVIII ? Ce malade âgé de 23 ans, entre à l'hôpital le 20 mars en pleine asystolie. avec un pouls à 90, faible, intermittent. On lui donne de la digitale. Sous son influence, le 24 le pouls est fort, régulier, le 25 commence ce délire incohérent dont nous avons donné les caractères. Et dans l'Obs. XXXII où il s'agit d'une double lésion mitrale, la digitale a tellement ralenti la circulation que le pouls ne bat plus que 40 pulsations. Le malade est pris d'accidents cérébraux, délire et hallucinations.

Des faits qui précèdent il est une conclusion pratique à tirer. Chez tous les malades qui présentent des troubles de la circulation cérébrale, et particulièrement chez les cardiaques en attaque d'asystolie, on doit surveiller de près l'action de la digitale. Outre ses autres symptômes toxiques bien connus, il faut avoir toujours présents à l'esprit les troubles de l'idéation qu'elle peut produire, pour en cesser immédiatement l'administration, dès qu'ils apparaissent. D'une manière générale, la digitale est absolument contre-indiquée chez un cardiaque qui délire.

La même prudence doit guider le médecin dans l'emploi des autres médicaments qui comptent des troubles cérébraux au nombre de leurs accidents possibles. Sans insister davantage, citons seulement l'opium et la morphine dont l'emploi est devenu fréquent dans les affections aortiques.

CONCLUSIONS.

DE L'ÉTAT MENTAL ET MORAL DES CARDIAQUES.

Un parallèle est à établir entre les cardiaques aortiques et les cardiaques mitraux. Les premiers sont quelquefois d'une impressionnabilité extrême, d'un caractère variable, capricieux et fantasque, d'une susceptibilité exagérée, d'une émotivité facile à mettre en jeu, enfin d'une mobilité remarquable d'esprit et d'humeur, passant brusquement et sans motif par les sentiments les plus opposés de l'âme. Les cardiaques miraux sont ordinairement plus renfermés en eux-mémes. Peu expansifs, vivant peu au dehors, ils gardent pour eux les sentiments qu'ils ressentent, le plus souvent de nature triste : découragement plus ou moins profond ou sorte d'ennui de la vie. Aussi, mornes, pensifs, taciturnes, ils restent quelquefois plongés dans une sombre mélancolie. D'une manière générale les cardiaques sont d'un caractère difficile. Mais des distinctions doivent encore être faites. Le cardiaque aortique est irritable, la moindre contrariété l'émeut; c'est un rageur en termes vulgaires ; mais ses mouvements d'humeur durent peu ; ils paraissent le résultat d'une sorte d'agacement nerveux. Le cardiaque mitral, d'un caractàre chagrin, toujours mécontent de tout, grincheux en un mot, se laisse facilement aller à des mouvements emportés de colère. Il discute avec violence, en arrive alors aux injures et quelquefois aux coups. Le cardiaque aortique a des colères de nerveux; le mitral, des emportements de sanguin. C'est qu'il existe des différences profondes entre ces deux malades. Le cardiaque aortique est un artériel, le cardiaque mitral, un veineux; le premier est un anémique, un blanc; le second un congestionné, un bleu.

Certains de ces caractères s'accentuant, on peut établir des formes distinctes, d'après les différents types cliniques que l'on rencontre.

I. *Lésions aortiques.*

1° *Affaiblissement intellectuel.* — Le travail de la pensée développe rapidement chez les aortiques de la fatigue intellectuelle. Quelques-uns de ces malades présentent une diminution de la mémoire, d'abord temporaire, pouvant coïncider avec des accès momentanés d'aphasie, puis plus ou moins durable. L'affaiblissement intellectuel peut aller dans quelques cas jusqu'à une forme de démence qui se rapproche par ses caractères de la démence sénile.

2° *Les hystériques.* L'état mental et moral des cardiaques aortiques décrit ci-dessus peut s'établir à l'état permanent sous forme d'hystéricisme cardiaque. Des attaques convulsives surviennent quelquefois, et une véritable hystérie cardiaque se trouve constituée.

II. *Lésions mitrales.*

On peut distinguer suivant la nature prédominante des manifestation psychiques :

3° *Les mélancoliques* : Tristes, concentrés, taciturnes.

4° *Les violents*, s'emportant à la moindre cause.

Ces deux tendances psychiques s'allient ordinairement.

5° Chez des sujets encore jeunes, porteurs d'un rétrécissement mitral sans insuffisance datant de l'enfance, sans rhumatisme antécédent, il existe, en même temps que les deux caractères précédents, un état intellectuel se rapprochant de la puérilité (obs. XII), allant quelquefois jusqu'aux premiers degrés de l'imbécillité (obs.XVII). Il est probable que c'est à la même cause générale : troubles de l'évolution physiologique, que sont dus la lésion cardiaque d'une part, le défaut de développement intellectuel de l'autre.

DE LA FOLIE CARDIAQUE.

1° Les maladies du cœur peuvent dans quelques circonstances produire une forme spéciale de folie.

Etiologie. Causes prédisposantes : Antécédents héréditaires d'aliénation mentale. Diathèse rhumatismale. Influences morales surtout de nature dépressive.

Sur un terrain ainsi préparé, les maladies du cœur, les affections mitrales surtout, sinon exclusivement, peuvent déterminer les symptômes suivants :

Symptômes.—La mélancolie est la forme constante des troubles intellectuels dans la folie cardiaque, mais avec deux tendances différentes. Tantôt les phénomènes de dépression prédominent et l'on peut observer jusqu'à la mélancolie stupide. Tantôt, c'est une forme plus active que l'on rencontre, avec délire intellectuel plus ou moins prononcé et quelquefois des hallucinations. Dans cette dernière forme, sous l'influence de ses conceptions délirantes, le malade en arrive quelquefois à des tentatives de suicide.

Ces aliénés commettent fréquemment des actes de violence, sous l'influence, soit de réactions passionnelles exagérées, soit quelquefois d'impulsions irrésistibles.

Marche. — La folie cardiaque est une folie à oscillations brusques, à ressauts. Les troubles délirants subissent l'influence de la maladie cardiaque. C'est au moment des recrudescences cardiaques qu'ils sont le plus prononcé. Quelquefois au contraire on observe une sorte de balancement contradictoire entre les troubles somatiques cardiaques et les troubles intellectuels.

Pronostic.—La folie cardiaque est grave, parce que sa cause, la maladie du cœur, est permanente et incurable. Les accès de folie peuvent ne pas être très prolongés, mais ils se reproduisent fatalement. — Au point de vue de la maladie du cœur, la folie est une complication ordinairement fâcheuse. Quelquefois cependant, on voit les troubles fonctionnels de l'affection cardiaque diminuer d'intensité. Chez les aliénés, elle revêt assez souvent une certaine forme latente.

Traitement. — La thérapeutique doit s'adresser aux symptômes cardiaques.

Pour nous résumer, les éléments qui constituent la folie cardiaque à l'état d'entité réelle sont les suivants :

a. Il existe une maladie du cœur.

b. Cette maladie du cœur est antérieure à la folie.

c. La folie revêt une forme constante.

d. Elle a une marche à exacerbations coïncidant ou quelquefois alternant avec celles de l'affection cardiaque.

2° Chez les aliénés, et quelle que soit la nature de la folie, les maladies du cœur paraissent influer sur les troubles mentaux pour donner au délire une tendance mélancolique : délires hypochondriaques ou lypémaniaques de nature variable. De plus les aliénés cardiaques sont remarquables par leurs tendances impulsives.

DES TROUBLES PSYCHIQUES DANS L'ASYSTOLIE.

Au moment des attaques d'asystolie et par le fait de ces attaques, des troubles psychiques peuvent survenir chez les cardiaques, quels que soient le siège et la nature de la lésion cardiaque.

1° Les *hallucinations* sont les plus fréquents de ces troubles. On constate surtout des hallucinations de la vue. Elles se produisent principalement la nuit. Leur nature est variée, quelquefois terrifiante.

2° Avec elles ou isolément se déclare quelquefois un *délire* de forme vésanique. C'est tantôt un délire lypémaniaque, tantôt un délire maniaque plus ou moins systématisé, tantôt un délire incohérent à forme de démence.

3° Dans les derniers jours de la maladie survient fréquemment un délire d'allures vulgaires à prédominance nocturne.

Au traitement employé et principalement à la digitale, incombe quelquefois la responsabilité au moins partielle de quelques-uns de ces troubles sensoriels et intellectuels.

OBSERVATIONS.

Les observations sur lesquelles reposent notre travail sont au nombre de 38. La plupart se trouvent publiées dans les thèses de Hirtz, de Duriez, de Limbo, de Bignon, de Murraté; dans les mémoires de Saucerotte, d'Armaingand, de Cullerre, ou dans les leçons cliniques de M. le professeur Peter. Nous n'en donnerons ici que le résumé. Neuf sont absolument inédites. Quatre nous sont personnelles; deux nous ont été communiquées, l'une par M. le professeur Fabre, l'autre par M. le Dr M. Raynaut. Nous les publions in extenso. Trois nous ont été communiquées par M. le Dr Regis, chef de clinique de la chaire des maladies mentales; elles ont rapport à des malades que nous avons pu nous-même voir et étudier au point de vue psychique et cardiaque; nous en donnerons un résumé.

I.

HYSTÉRICISME ET HYSTÉRIE CARDIAQUE

OBSERVATION I (Hirtz). — Insuffisance aortique.

Const. Girard, 40 ans, pelletière, entrée le 21 décembre 1876 dans le service de M. le professeur Lasègue, à la Pitié.

Pas d'antécédents rhumatismaux. Pas d'alcoolisme.

En septembre 1876, elle ressentit des palpitations fréquentes et les premières atteintes d'une angine de poitrine, dont les symptômes s'accusèrent depuis.

En même temps, elle s'apercevait d'un changement dans son caractère, assez notable pour que sa famille lui en fît la remarque, et elle pleurait avec une grande facilité.

Elle entre à l'hôpital. On constate la pâleur de la face. Du côté du cœur : hypertrophie. A la base de l'aorte, la matité est de 7 centim. 1|2. Au niveau de l'orifice aortique : premier souffle systolique rugueux et prolongé, second souffle diastolique léger. Pouls de Corrigan.

La malade est d'humeur sombre ; elle est contrariée par tout ce qui lui arrive; très facilement irritable, se plaignant de tout, et ne pouvant s'accorder avec personne dans la salle. Elle pleure fréquemment.

Malaise générale. Céphalalgie. Un peu d'obnubilation de la vue.

Au bout d'un certain temps, amélioration. La malade quitte l'hôpital.

OBS. II (Limbo). — Rétrécissement aortique.

X..., employé de bureau, 27 ans.

A 15 ans, scarlatine, suivie de douleurs rhumatismales. Depuis deux ans, palpitations,oppression; pas de toux. Fréquents étourdissements quand,après s'être penché vers le sol,il relève la tête. Quelquefois, céphalalgie, vertiges, bourdonnements d'oreille qui surviennent surtout le matin. Insomnie fréquente; dans son lit, il recherche la position déclive de la tête et ne se sert pas d'oreillers. Sommeil agité de cauchemars. Fréquemment dans la nuit, hallucinations visuelles; il croit voir les objets plus éloignés qu'ils ne sont réellement. Souvent, dans ses rêves, il croit tomber d'un lieu élevé dans un précipice; la secousse de la chute le réveille en sursaut, il éprouve des palpitations de cœur et se met à pleurer.

Depuis, au dire de sa mère, son caractère s'est beaucoup modifié; il est devenu sensible, excitable, soupçonneux et ne peut souffrir la moindre contradiction.

Visage pâle. Intelligence très développée ; le malade aime beaucoup la lecture, mais il ne peut longtemps fixer son attention sur un livre sans se fatiguer les yeux et l'esprit.

Cœur : Bruit de souffle au 1er temps, d'égale intensité à la pointe et à la base. Pas d'irrégularités. Urines normales.

Obs. III (Hirtz). — Lésion aortique.

Célestine Avocat, 69 ans, entrée le 1er décembre 1875, dans le service de M. le professeur Lasègue.

Père mort fou à 68 ans. Pas d'antécédents rhumatismaux.

Le 20 mars 1871, par suite d'une vive frayeur, elle éprouva une grande commotion suivie d'une crise avec délire. Depuis, elle est sujette à de fréquents accès d'étouffement et à des troubles intellectuels. Ces crises se rapprochent de plus en plus.

Etat actuel : La malade est pâle, amaigrie. Léger œdème des membres inférieurs.

Cœur : Impulsion très énergique. Hypertrophie très prononcée, révélée par la matité. Par l'auscultation, bruit général de va et vient surtout localisé à la base. Athérome généralisé.

La malade présente une surexcitation morale toute particulière. Attentive à tout ce qui l'entoure, son esprit est toujours inquiet; d'une prévenance et d'une susceptibilité exagérées, elle est devenue très irritable. La moindre contrariété l'émeut vivement ;

elle s'anime avec la plus grande facilité, raconte toujours les mêmes épisodes de sa vie et verse facilement des pleurs. La mémoire est quelquefois altérée, et souvent elle cherche longtemps sans le trouver un objet qu'elle vient de déplacer. La moindre fatigue lui est intolérable ; elle s'assoupit facilement dans la journée.

Accès de dyspnée avec anxiété extrême, survenant jusqu'à trois fois par jour.

Obs. IV (Hirtz). — Insuffisance aortique.

Louise Foy, 25 ans, entrée à la Charité, le 11 décembre 1875.

Mère morte d'une affection cardiaque.

En 1870: première attaque de rhumatisme articulaire aigu avec délire. En 1872, deuxième rhumatisme. En mai 1875 douleur très vive dans le sein gauche. Depuis oppression bourdonnements d'oreilles, sensations vertigineuses, étincelles dans les yeux. Fréquents maux de tête.

Elle est très impressionnable. Toutefois elle n'a jamais eu d'attaques de nerfs.

Le 5 décembre 1875, dans la nuit, palpitations violentes avec anxiété extrême; cet accès dura 3 heures.

Le 11, entrée à l'hôpital.

Cœur : matité précordiale étendue. Impulsion cardiaque violente. A la base : premier souffle systolique rugueux ; deuxième souffle très doux, aspiratif, se prolongeant dans le grand silence.

Battements des artères du cou, avec double souffle. Pouls de Corrigan.

La malade se désole et se lamente sur son état. Elle est devenue très irritable, triste et maussade.

Obs. V (Duriez). — Insuffisance aortique.

Femme, 40 ans.

Pas de rhumatisme. Il y a un an : perte de sang à la suite d'une couche. Misère. Violences et mauvais traitements de la part de son mari.

Cette femme frêle, éprouve des éblouissements et des vertiges. *Cœur* : hypertrophie. Insuffisance aortique. Pouls de Corrigan. Les autres organes sont sains.

L'état mental ne présente rien à signaler à l'entrée de la malade Mais vers la fin du premier mois de son séjour, on note ce qui suit: Cette femme pleure pour un rien. Chaque fois qu'on s'approche d'elle, elle se met à geindre. Elle refuse toute nourriture. La nuit elle crie, elle a peur. Elle se figure qu'on veut lui faire du mal ou même la tuer. Trop difficile à surveiller, on la renvoie.

Obs. VI (Limbo, tirée du journal de thérapeutique de Gubler). — Insuffisance aortique.

Femme, 22 ans, institutrice.

Dès l'âge de 5 ans, elle s'essoufflait facilement et était sujette à de violentes palpitations. Fréquentes et abondantes épistaxis, jusqu'à l'âge de 19 ans, où seulement s'établit la menstruation. Il y a trois ans, rhumatisme articulaire.

Cœur: au 2e espace intercostal droit, à la base : souffle très intense qui paraît occuper les deux temps; il se prolonge vers la pointe en s'atténuant progressivement. Hypertrophie.

Battements des carotides. Pouls de Corrigan.

Cette femme est très impressionnable. Elle ressent vivement toute contrariété. Elle est sujette à certaines attaques pendant lesquelles, conservant sa connaissance, elle perd l'usage des membres et de la parole.

Amélioration par un traitement opiacé.

Obs. VII (Armaingaud). — Rétrécissement et insuffisance aortique.

Homme, 45 ans. Tempérament lymphatico-nerveux.

Passage brusque d'une vie très active à une vie sédentaire par abandon de sa fonction de capitaine de navire. Alors survinrent des modifications dans le caractère.

En 1872, premier rhumatisme sans lésion cardiaque persistante.

En 1875, deuxième attaque de rhumatisme, d'une durée de 5 semaines, ayant provoqué une endocardite qui a dégénéré en lésion organique du cœur.

Etat du cœur. Double bruit de souffle à la base, au foyer aortique le premier rude et rapeux, le second plus doux et moins intense, se propageant de haut en bas, le long du sternum, indiquant l'existence d'un rétrécissement aortique avec insuffisance. Pouls très régulier, plutôt petit, ce qui tient à l'influence prépondérante du rétrécissement sur celle de l'insuffisance. Pas trace d'athérome sur les artères explorables. Peu àpeu s'est développée une hypertrophie considérable du cœur.

« Cet homme est d'une impressionnabilité exagérée, la moindre émotion le désoriente complètement. Son caractère est non-seulement très-irritable, mais variable, capricieux, fantasque comme celui d'une femme hystérique ; d'une heure à l'autre, il passe sans motifs de la joie à la tristesse, et de la vivacité la plus ardente à l'apathie la plus complète. » Céphalalgie fréquente.

En janvier 1877, première attaque d'hystérie à la suite d'une conversation portant sur un sujet triste : Douleur constrictive à l'épigastre avec sensation de boule ascendante, suivie d'une constriction encore plus violente à la gorge. Puis sans perte de connaissance, une sorte de défaillance l'oblige à s'étendre : les quatre membres sont alors pris de mouvements convulsifs, d'une durée de quelques minutes, bientôt suivis de pleurs abondants, et de l'émission d'une assez grande quantité d'urine très claire, Il n'y a eu à la fin de la crise, ni stupeur, ni hébètement, ni perte de la mémoire.

De nouvelles crises se reproduisent: Il y en a sept à huit par semaines. Elles ne surviennent jamais pendant la nuit, ne s'accompagnent ni d'écume à la bouche, ni de perte absolue de connaissance.

Ce qui est à noter : Les accès ne le prennent jamais qu'à la suite d'une station verticale prolongée ; il éprouve alors de légers vertiges, bientôt suivis de la sensation de boule ascendante et de tous les autres symptômes de l'attaque. De même il lui est presque impossible de se livrer à un travail intellectuel dans la station verticale, sans éprouver un léger vertige et surtout un affaiblissement de la mémoire ; dès au contraire qu'il s'étend sur un canapé ou sur son lit, le travail de la lecture ou de la pensée lui devient relativement facile.

L'irritabilité de son humeur, et sa tendance à tout envisager sous le plus mauvais jour, survenaient surtout lorsqu'il était resté plus longtemps debout que d'habitude.

Le 3 juin, rupture de la compensation. Le pouls jusque là normal, devient faible, irrégulier, intermittent. Un peu d'œdème malléolaire. La digitale fit cesser cette attaque d'asystolie et de plus sous son influence, aucune attaque convulsive ne se montra pendant cinq semaines. La digitale étant supprimée, deux accès convulsifs se montrent à la suite d'une ascension trop rapide d'escalier. Reprise de la digitale, et le même exercice ne provoque plus d'accès. La digitale a probablement agi en tonifiant le cœur et en augmentant la pression dans le système circulatoire cérébral.

Obs. VIII (Armaingaud). — Rétrécissement aortique et insuffisance mitrale.

Homme, 34 ans, tempérament lymphatico-nerveux.

S'est livré sans frein à l'onanisme jusqu'à l'âge de 16 ans, a toujours été très-impressionnable.

Deux attaques de rhumatisme antérieures.

Cœur : double bruit de souffle au premier temps, l'un à la base et dans le foyer des bruits aortiques, très rude, mais un peu voilé, l'autre à la pointe, se prolongeant un peu après le premier temps. Pouls petit, faible, irrégulier. Oppression et palpitations fréquentes. Mais pas de signe d'asystolie. Diagnostic : Rétrécissement aortique et insuffisance mitrale.

S'étant traité et amélioré par une hygiène convenable, cet homme se marie. Il était dans un état assez satisfaisant, lorsque ayant commis l'imprudence de reprendre sa première vie, passant en soirées et dans les bals une grande partie de ses nuits, les palpitations et l'oppression le reprennent. Mais surtout les symptômes d'anémie cérébrale sont très accusés : Vertiges et sensation de vide dans la tête ; dès qu'il est debout pendant plus de dix minutes, impossibilité de se livrer à un travail cérébral même très-léger, sans éprouver des éblouissements ; sentiment de bien-être relatif, dès qu'il garde la position horizontale. Affaiblissement très-notable de la mémoire ; de temps en temps même, un peu d'aphasie très passagère.

Le 7 février, attaque de nerfs d'un quart d'heure à vingt minutes. X..., qui était impressionnable au plus haut degré, apprend par une lettre un revers de fortune. Immédiatement il se laisse tomber dans un fauteuil, en proie à des convulsions cloniques des quatres membres, mais sans perte de connaissance, sans écume à la bouche, sans cyanose à la face. Des sanglots suivis de larmes abondantes terminent la crise.

Ces accès se renouvellent deux à trois fois par semaine pendant deux mois.

Dans l'intervalle des accès, les symptômes de nervosisme antérieur, l'irritabilité du caractère, la mobilité des déterminations, les changements brusques et non motivés d'humeur se sont accentués davantage.

Sous l'influence d'injections hypodermiques de morphine, les accès disparaissent. La surexcitation nerveuse disparaît aussi peu à peu, parallèlement (fait important à noter) avec les symptômes d'anémie cérébrale. Plus de vertiges, plus d'éblouissements même à la suite d'une station verticale prolongée. Plus grande facilité du travail intellectuel. Retour progressif de la mémoire un peu affaiblie.

AFFAIBLISSEMENT INTELLECTUEL ET DÉMENCE

Voir : observations II, III, IV, VII, VIII.

Obs. IX (Hirtz). — Insuffisance aortique.

Héloïse Laraigné, 39 ans.

Pas d'antécédents héréditaires ni personnels.

Cœur : Matité précordiale augmentée. Impulsion très forte. A la base : premier souffle systolique, et deuxième souffle diastolique très léger. Battements carotidiens. Pouls bondissant et régulier.

Aspect anémique. Amaigrissement. Pas de céphalalgie ni de

vertiges. Palpitations fréquentes. Léger trouble de la vue. Elle dort bien ; mais sa tête se trouve mieux dans la position horizontale.

Son humeur est devenue un peu plus sombre, mais elle ne pleure jamais. Affaiblissement de la mémoire. Deux à trois fois par mois, crises durant une heure ou deux. L'accès commence par des bourdonnements d'oreille et des éblouissements. Elle est alors dans l'impossibilité de parler et bégaie confusément. Dépression intellectuelle qui la prive du souvenir de l'accès.

Dans l'intervalle des accès, il persiste de l'embarras de la parole. Légère parésie faciale gauche. Fourmillements dans les membres supérieurs.

Obs. X (Hirtz). — Insuffisance aortique,

Joseph Caby, 27 ans, peintre.

Il y a dix ans : rhumatisme articulaire aigu.

Cœur : Légère hypertrophie. Par l'auscultation : à la base, redoublement du premier bruit qui semble venir de la pointe ; au deuxième temps : léger souffle aspiratif, qu'on entend également dans les vaisseaux du cou et dans la crurale. Fréquentes palpitations.

Depuis deux mois, sensations vertigineuses, éblouissements qui ne le prennent jamais que lorsqu'il est levé. Légères absences. Céphalalgie. Il ne peut quelquefois finir la phrase qu'il a commencée, ou bien il la complète par des mots qui ne rendent pas sa pensée. Tout cela dure 1/2 minute, quelquefois 1 minute. Puis tout rentre dans l'ordre. Amélioration par repos au lit et bromure de potassium : 3 gr.

Obs. XI (Duriez). — Rétrécissement aortique.

Homme, 43 ans, comptable.

Pas d'antécédents héréditaires. Pas d'alcoolisme.

Cœur : A la pointe, léger souffle systolique. A la base, au deuxième espace intercostal droit : double souffle se prolongeant dans les vaisseaux. Pas de pouls de Corrigan.

Rien aux poumons. Pas d'œdème des membres inférieurs. Fréquente céphalalgie frontale. Pâleur, vertiges. Eblouissements.

Depuis un an, son caractère s'est modifié. Il est devenu irascible, Sa belle-sœur ne pouvait plus le supporter parce qu'il lui arrivait de menacer son mari, ses enfants, elle-même.

Certains jours il répond aux interrogations assez facilement et d'une manière médiocrement intelligente; mais à tout instant il se met à rire sans raison, ou il se lève de son lit sans savoir pourquoi. Un autre jour, il coud et il enlève successivement, et cela un certain nombre de fois, un bouton de son pantalon. Une fois, il a découpé toute la journée de petits bouts de papier. La nuit il est agité, il crie. Certains soirs, il s'emporte pour rien, surtout contre le garçon de salle. Quand il parle, les mots sont prononcés difficilement, tantôt lentement, tantôt très vite. Certaines syllabes sont à peine compréhensibles. La langue tremble. Tremblement des mains. Diminution des forces aux membres inférieurs.

LYPÉMANIE CARDIAQUE

Voir : observations XXII, XXIII.

Obs. XII (Personnelle). — Rétrécissement mitral.

Joseph Vallet, 26 ans, bijoutier, né à Lyon. entre le 26 novembre 1878 à l'Hôtel-Dieu de Marseille, salle Ailland 27, dans le service de clinique de M. le professeur Fabre.

Je l'y trouve en prenant le service, le 1er janvier 1879.

Ce jeune homme, à chevelure frisée, à facies blanc et rose, aux lèvres d'incarnat, ressent des palpitations de cœur depuis longtemps déjà. Elles auraient commencé vers l'âge de 17 à 18 ans, à la suite d'une discussion qu'il eut avec son père. Peu après il quitta le toit paternel, ne pouvant continuer à vivre avec l'auteur de ses jours.

Pas de rhumatisme antérieur. Pas de danse de Saint-Guy.

Depuis plusieurs années déjà, il entre facilement en essoufflement par la marche.

Cœur : La paroi thoracique est fortement soulevée par le choc du cœur, et on la voit décrire à chaque pulsation une ondulation de la base sur la pointe. La pointe est abaissée. Il existe une hypertrophie modérée de l'organe appréciée par la percussion. Par la palpation, on apprécie encore la force de l'impulsion ; l'on sent de plus un frémissement ondulant de la base vers la pointe, et se terminant par un claquement sec. Par l'auscultation à la pointe du cœur, on entend un énorme bruit de souffle très prolongé et très rude qui se termine par un claquement sec. Au premier abord, on croirait que ce souffle doit occuper le premier temps et que le claquement éclatant est celui du deuxième temps. Mais si, pour bien apprécier les temps du cœur, on l'ausculte en ayant un doigt sur la carotide, ou si commençant par appliquer l'oreille à la base on descend sans quitter la paroi thoracique vers la pointe, on arrive à cette conclusion : Le claquement sec et éclatant constitue le premier bruit normal ; le petit silence lui succède ; enfin, le deuxième bruit et le grand silence sont remplacés sans interruption par un souffle unique, très rude, vrai roulement continu, se terminant par le claquement sec du premier bruit. A la base on entend ce souffle propagé, mais moins fort qu'à la pointe et ne suffisant pas à couvrir un dédoublement du deuxième bruit sygmoïde.

Au mois de février, le rhythme change. Le dédoublement du deuxième bruit devient très net jusqu'à la pointe et le souffle ne commence qu'après lui, occupant seulement tout le grand silence, de sorte que l'on a le rhythme classique du rétrécissement mitrale sans insuffisance : Fout-tatà-roû.

Quinze jours après, le rhythme primitif se rétablit.

Pouls très régulier. Pas d'œdème des membres inférieurs.

Ce jeune homme est morne, triste, taciturne. Il ne se rapproche pas de ses camarades de salle, il vit à l'écart et cause peu. On constate aussi chez lui un état intellectuel se rapprochant de la puérilité ; on l'a surpris plusieurs fois devant son miroir se souriant à lui-même, sautant et dansant en se livrant aux soins de sa chevelure. Il était un peu timbré, nous dit l'infirmier. Enfin, il nous faut signaler aussi son caractère difficile et irritable. Il causait peu, avons-nous dit, mais lorsqu'il se mêlait à la conversation, on remarquait ses tendances à la contradiction. Souvent quelques paroles suffisaient pour amener une discussion. Un jour même, la discussion dégénère en véritable dispute, puis les injures s'entrechoquent, et les interlocuteurs en viennent au mains. A la suite de cette bataille, où Vallet avait eu le rôle agressif, on fut obligé de le renvoyer de l'hôpital le 21 février.

Le 24 février, il revient. Il a couru toute la ville pour chercher un emploi sans en trouver. Il est essoufflé, avec de violentes palpitations de cœur et anxiété respiratoire. On l'admet d'urgence. Cet état aigu se calme, mais les signes de la maladie de cœur sont les mêmes que précédemment.

Le 25 mars, il quitte l'hôpital pour retourner à Lyon.

Obs. XIII (Limbo). — Insuffisance aortique et rétrécissement mitral

X..., ouvrière, 23 ans.

A 19 ans, attaque de rhumatisme poly-articulaire aigu.

Pas d'aliénés dans la famille. Père mort d'une hypertrophie du cœur.

Avant 21 ans : bien réglée, pas de troubles nerveux. Caractère excellent. Elle est douce, obéissante, dévouée, modeste. Elle a reçu une assez bonne instruction. Elle travaille dans un magasin de modes.

A 21 ans, sans cause morale appréciable, X... est tombée plusieurs fois dans un état de tristesse et de mélancolie durant lequel elle refuse de se rendre à son travail. Alors elle demeure toute la journée dans sa chambre, assise dans un coin, les yeux fixés et tournés vers la terre, dans un mutisme complet, refusant souvent toute nourriture, paraissant étrangère à tout ce qui l'entoure. Dans l'intervalle de ces accès, elle accuse parfois une grande oppression et des palpitations de cœur.

Au moment de l'entrée, X... est dans une de ces crises de mélancolie. Depuis deux jours elle a abandonné son travail. Assise sur son lit, elle a le teint pâle, les yeux ouverts et fixés avec hébétude sur les draps. Son visage exprime l'indifférence la plus complète, Elle ne paraît point entendre les questions qu'on lui pose, ou du moins garde un silence absolu et nous tourne le dos.

Cœur : Bruit de souffle très rude au deuxième temps et à la base. Vers la pointe, le même bruit se propage en un grondement sourd. Le premier craquement est faible. Mouvements du cœur tumultueux, parfois irréguliers. La pointe bat dans le sixième espace intercostal, à 3 centimètres en dehors du mamelon.

Râles muqueux à la base des poumons. Un peu d'œdème malléolaire.

Quand elle quitte l'hôpital, la mélancolie a disparu, mais l'œdème et la suffocation sont plus marqués. Il y a de la céphalalgie et de l'insomnie.

Obs. XIV (Saucerotte). — Hypertrophie avec dilatation du ventricule gauche.

C..., 40 ans, bonnetier.

Cœur : Hypertrophie avec dilatation du ventricule gauche. Violentes palpitations avec céphalalgie.

Ouvrier rangé et laborieux, il se persuadait qu'il était dénoncé, poursuivi, honni par tous. Il ne pouvait se montrer quelque part sans s'imaginer entendre les moqueries, les reproches ou les injures de ceux qui l'entourent. Aussi était-il tombé dans la plus sombre mélancolie.

Un traitement contre la maladie de cœur ramena pendant quelque temps le calme dans l'esprit.

Mais, dans le cours de l'été, les accidents se renouvelèrent avec une nouvelle intensité C... monte à son grenier et se précipite de sa fenêtre dans la rue. Mort immédiate,

Sa mère vient de succomber hydropique, sans trouble mental.

Obs. XV (Saucerotte). — Hypertrophie du cœur avec rétrécissement des orifices.

S..., 40 ans, santé robuste, cultivateur aisé, ancien maire de son pays.

Cœur : Symptômes de l'hypertrophie du cœur avec rétrécissement des orifices, à un degré encore peu avancé.

Il présente une sorte d'apathie taciturne, d'indifférence pour son propre état, qui lui fait repousser toute espèce de traitement. Il dit n'éprouver aucune souffrance locale. Il passe toutes ses journées la tête appuyée sur ses mains, ne voulant voir personne poursuivi par des craintes incessantes, persuadé qu'il n'a que des ennemis acharnés à sa perte, dans un village où il s'est fait aimer généralement par son administration personnelle et par ses qualités privées.

Il meurt dans la consomption.

Obs. XVI (Saucerotte). — Hypertrophie du ventricule gauche.

Femme, veuve, 80 ans.

Hypertrophie assez considérable du ventricule gauche, datant de 20 ans.

Dérangement intermittent des facultés mentales, correspondant aux exacerbations de la maladie du cœur, à la suite duquel son caractère est devenu très irritable, son humeur sombre. Lorsqu'elle éprouve des palpitations, sujette à des terreurs continuelles, elle montre une défiance inaccoutumée envers ceux qui l'entourent, se croit menacée par des voleurs, des apparitions nocturnes qui troublent son sommeil. Elle a renvoyé une excellent domestique sous prétexte qu'elle voulait l'empoisonner.

Obs. XVII (Communiquée par M. le professeur Fabre). — Insuffisance mitrale.

« Ce malade, gendre de médecin, atteint maintenant la cinquantaine. Il a de l'arthritis, un tempérament nerveux, quelques peines morales.

Dans le cours d'une insuffisance mitrale qui remonte à plusieurs années et coïncidant avec des phénomènes d'asystolie, œdème des membres inférieurs, œdème pulmonaire, dyspnée pénible, il a, à plusieurs reprises, présenté des troubles non de l'intelligence, mais du caractère : irritabilité très grande, rendant sa compagnie difficile pour les siens et contrastant avec sa douceur habituelle ; mélancolie très accusée avec tendance aux terreurs religieuses; impulsions au suicide, contre lesquelles il a eu à soutenir des luttes pénibles.

Avec l'asystolie et surtout avec l'angoisse cardiaque, avec la gène de la circulation et surtout avec le sentiment de cette gène-les troubles moraux ont apparu et disparu à plusieurs reprises, au moins trois fois sous mes yeux, de sorte que les deux ordres de phénomènes étaient évidemment liés l'un à l'autre.

On peut incriminer ici deux mécanismes pathogéniques : les troubles de la circulation cérébrale par asystolie et l'ébranlement nerveux par angoisse. L'angoisse et l'œdème n'existaient pas à un égal degré dans chaque crise, et j'ai bien cru remarquer que l'influence de l'angoisse chez ce sujet névropathique était prédominante. Dans une crise en particulier, la mélancolie et l'impulsion étaient extrêmes, sans qu'il y eût comme dans d'autres distension des veines du cou.

Dans ce cas, l'administration combinée de la digitale et de la morphine produit des effets extrêmement remarquables, associée il est vrai à la diète lactée et à quelques laxatifs. Quand le malade sent revenir sa crise, il reprend son traitement et arrête le mal. C'est ce qui fait que les crises avortent maintenant et que je ne suis plus appelé à les combattre.

Cependant la lésion mitrale persiste; je crois même qu'elle augmente et, ce qui peut paraître un paradoxe, je ne serais pas étonné que cette augmentation même fût pour quelque temps un obstacle à l'asystolie; le rétrécissement mitral ajouté à l'insuffisance diminue cette dernière et limite le mouvement de recul qu'elle produit. Ce n'est pas la première fois que je vois dans les affections mitrales les signes rationnels s'amender provisoirement, à mesure que le souffle de la pointe devient plus fort et plus prolongé. »

Obs. XVIII (Personnelle). — Rétrécissement mitral.

Colombe Chiappa a une trentaine d'années. Elle est à l'asile Saint-Pierre (Marseille) depuis 1878.

Le diagnostic de son affection mentale inscrit sur le registre de l'asile est semi-imbécillité. Cette femme présente, en effet, une diminution marquée des facultés intellectuelles Nous avons de la peine à en tirer quelque chose; elle répond à nos questions avec mauvaise humeur et quelquefois d'une manière peu raisonnable. Depuis qu'elle est à l'asile, elle vit seule à l'écart de ses compagnes, triste avec tendances lypomaniaques très marquées. Elle a de plus le caractère très irritable, se met facilement en colère. Très susceptible, elle se dispute pour des riens. On ne la frôle pas par hasard en passant auprès d'elle sans s'attirer une bordée d'injures. La sœur du service est étonnée qu'elle se livre relativement avec autant de complaisance à notre examen.

Impossible d'avoir des renseignements précis sur ses antécédents.

Nous ne pouvons apprendre de cette malade si elle a des palpitations, si dans son enfance elle s'essoufflait facilement par la course, etc. Pas d'épistaxis, ni de syncopes. Pâleur remarquable.

Cœur : Pas d'hypertrophie sensible. Par la palpation : léger frémissement à la pointe. À la base, premier bruit normal; dédoublement très net du deuxième bruit, s'entendant encore assez au-dessous des foyers sygmoïdes. A la pointe pas de souffle proprement dit, mais roulement présystolique se terminant par le premier bruit normal. Cet examen, fait à deux reprises différentes à plusieurs semaines d'intervalles, nous a donné les deux fois le même résultat.

Obs. XIX (Cullerre). — Lésion aortique.

Mme L..., 36 ans.

En 1870, rhumatisme articulaire aigu, compliqué d'accidents cardiaques. Règles suspendues depuis une métrite ; léger goitre dont le volume s'accroît dans les moments d'excitation.

Cœur : Hypertrophié. La pointe bat bien au-dessous du mamelon. Paroi thoracique fortement soulevée. A la partie supérieure de la poitrine, frémissement caractéristique. Bruit de souffle râpeux, qui a son maximum au niveau de la troisième côte, sur le sternum et à droite de cet os. Battements dans les vaisseaux de la tête et du cou.

La folie, préparée ainsi de longue main, a éclaté à la suite d'une émotion très vive. Le délire consistait en idées mélancoliques, accompagnées de terreurs, de craintes, de fautes imaginaires, d'hallucinations de la vue et de l'ouie, et de tentatives de suicide par le laudanum.

Lorsque nous voyons la malade, elle court fiévreusement de tous côtés cherchant une issue pour s'échapper. Elle croit que son mari a été tué dans la maison; elle s'écrie qu'elle est une grande criminelle, qu'elle mérite la mort.

Quelques instants se passent, et subitement la malade essuie ses yeux en pleurs, montre un visage souriant, se promène avec une activité fiévreuse, joue du piano, entonne à pleins poumons un chant quelconque, jusqu'à ce qu'épuisée elle tombe dans un coin, fondant en larmes, et donnant tous les signes du plus violent désespoir.

Cette situation a duré huit mois; puis les règles étant revenues en même temps qu'un peu d'embonpoint, il y a eu une amélioration notable dans l'état mental.

Obs. XX (Recueillie à l'Asile Sainte-Anne). — Rétrécissement et insuffisance aortique

Auguste B...., 47 ans, relieur.

Jamais de rhumatisme. Fièvres intermittentes en Afrique. Dysentérie en Nouvelle-Calédonie, dont il revient.

Essoufflement facile depuis neuf ans. Par moments, sensation d'angoisse et d'anxiété du côté du cœur avec difficulté de la respiration. Jamais d'œdème des membres inférieurs. Excès de boisson pendant son service militaire; mais, pendant dix ans, le régime alimentaire de Nouméa l'avait forcé de rompre avec ses habitudes. Néanmoins, il présente quelques signes d'alcoolisme chronique.

A son retour en France, de nouveaux accès alcooliques provoquent une crise d'excitation pour laquelle il rentre à l'Asile.

Depuis, sombre mélancolie. Terreurs vagues, idée de persécution, craintes d'être condamné à mort. De plus il se préoccupe beaucoup de sa maladie de cœur.

Cœur. Hypertrophié. Pointe abaissée. Bruits normaux à la pointe A la base, bruit de souffle double, très rude. Pas de double souffle crural. Pouls petit, régulier.

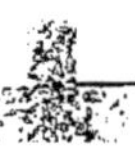

Obs. XXI (Recueillie à l'Asile Sainte-Anne). — Insuffisance mitrale.

Devreese, 49 ans.

Excès alcooliques du père. Pas d'antécédents personnels.

Paralysie générale au début. Légère inégalité pupillaire. Lenteur de la parole. Idées de grandeur: se prétend ancien colonel, etc.

Depuis 4 à 5 jours: idées hypochondriaques; se croit bien malade. Lorsque nous l'examinons il est poursuivi par des idées tristes: il trouve la vie amère et veut en finir avec elle; puis lorsqu'on lui parle de sa femme, il se met à pleurer, et se trouve bien méchant de vouloir ainsi l'abandonner sur cette terre, etc.

Cœur : un peu d'hypertrophie. Souffle au premier temps et à la pointe. Pouls assez régulier. Léger œdème des membres inférieurs. Quelques douleurs dans les jointures.

Le malade ignorait sa maladie de cœur.

SUICIDE

Voir : observations XIV, XVII, XIX.

Obs XXII (Personnelle). — Rétrécissement mitral.

Maria Burgheresi, 24 ans, de Pise, entre le 9 avril dans le service de M. le professeur Fabre, salle Sainte-Elisabeth, nº 10.

Cette femme entre pour une bronchite: nombreux râles sibilants dans la poitrine.

Elle est enceinte, du cinquième au sixième mois de la grossesse.

Au cœur l'on constate une lésion mitrale évidente avec souffle très prolongé de la pointe du cœur. Régularité complète de l'impulsion cardiaque et du pouls radial, sans stase veineuse, ni œdème des extrémités.

La raison est profondément troublée. Pendant le jour elle est triste et taciturne, vivant complètement à l'écart de ses compagnes. La nuit par contre elle présente des symptômes d'excitation cérébrale très marquée. Une nuit entre autres, elle se leva, parcourut une partie de la salle en poussant des cris, et se rendit auprès du lit d'une de ses compagnes qu'elle effraya sans qu'on ait pu comprendre dans son jargon italien ce qu'elle lui voulait. Cette agitation et des scènes analogues se sont répétées à plusieurs reprises. On fut obligé de l'attacher. Elle accablait d'injures l'infirmière qui la soignait.

Nous voulons insister ici sur une tentative de suicide que fit cette femme. Un matin, on la surprit sur la galerie du premier étage sur le point d'enjamber la balustrade ; fort heureusement on arriva à temps pour l'empêcher d'accomplir cet acte de folie. Cette femme était dangereuse à garder à l'hôpital. Elle présenta encore quelques velléités de franchir cette balustrade qui la séparait de la mort. Améliorée de la bronchite, elle quitta l'hôpital le 27 avril.

Le 10 juillet, étant interne à la Clinique d'accouchements, nous l'y voyons arriver pour se faire accoucher. Elle est à huit mois et demi de sa grossesse. C'est une primipare.

Examen du cœur : Battements très forts et très étendus. Par la palpation : sensation de claquement. A la pointe : premier bruit très clair éclatant ; deuxième bruit dédoublé; dans la seconde partie du grand silence, souffle fort et prolongé se terminant par le bruit sec du premier temps. A la base : premier bruit très éclatant ; deuxième bruit très nettement dédoublé. Depuis quelques jours suffocation extrême. Pâleur de la face.

Pas de déraison.

La veille de son entrée, quelques douleurs qui durent jusqu'au 11 s'accompagnant d'une dilatation du col de 2 centimètres. Puis le travail cesse. Il reprend le 15 à 10 heures du soir et marche normalement au point de vue du mécanisme de l'accouchement. Mais la femme est en proie à la plus vive agitation, avec battements de cœur précipités, angoisse respiratoire extrême, qui l'empêche de rester couchée. Alternatives de pâleur et de cyanose de la face. Dès que la dilatation du col le permet, j'applique le forceps, et termine l'accouchement à 2 heures 25 du matin.

L'enfant pèse 2,950 gr. Délivrance naturelle.

Après l'accouchement : suffocation extrême, sifflement respiratoire. Palpitations très violentes. Cyanose de la face. Refroidissement des extrémités. Cet état diminue d'intensité peu à peu et une nombreuse application de ventouses sur le thorax ramène en partie le calme respiratoire.

Mais le soir, à 10 heures, cette femme est prise d'agitation qui persiste toute la nuit; elle crie qu'elle suffoque, profère des injures contre l'infirmière de garde; lui ordonne de transporter sa table de nuit d'un côté à l'autre de son lit; se lève droit sur son lit, etc.

Le matin du 16, elle s'est calmée. La journée est assez bonne. Dans la nuit, l'agitation reprend vers dix heures pour cesser à deux heures du matin. La femme a une diarrhée abondante, et dès lors le calme revient définitivement.

Elle se lève le 24 juillet et quitte l'hôpital le 29.

Remarques. Nous avons noté la propension à la tristesse et à la mélancolie de cette malade. Quant aux accidents survenus au milieu de la grossesse et consistant en alternatives d'excitation et de dépression cérébrale avec tendance au suicide, leurs causes paraissent être multiples. Si la grossesse, si l'arthritisme doivent être incriminés, nous croyons que le rétrécissement mitral si étroit, dont était atteinte cette femme, a dû aussi être pour beaucoup dans l'éclosion de ces manifestations, et que tous ces éléments concouraient ensemble, dans une mesure qu'il serait difficile d'apprécier pour chacun d'eux, à la cause prochaine de ces accidents cérébraux, nous voulons dire le trouble de la circulation encéphalique.

Obs. XXIII (Personnelle). — Rétrécissement mitral.

Anne Bernard, 27 ans, est depuis quatre ou cinq ans à l'hôpital de la Conception. Lorsque nous la voyons (1 juillet 1879), elle est couchée à la salle Sainte-Clotilde, n° 15.

Cette femme a des palpitations depuis son enfance. Pas de rhumatisme articulaire aigu dans ses antécédents. Elle avait de fréquentes épistaxis. Faciès un peu pâle, mais nullement cyanosé.

Examen du cœur : Pulsation cardiaque assez au-dessous du mamelon. Auscultation : A la pointe : bruit de souffle intense qui paraît tantôt au deuxième temps, tantôt immédiatement avant le premier temps. Le premier bruit est éclatant, nullement prolongé, ni soufflant. Le petit silence est conservé; dédoublement du deuxième bruit. A la base, bruits nets ; dédoublement du deuxième bruit moins net qu'à la pointe. Pouls égal et régulier.

De temps en temps un peu de douleur précordiale. Quelques palpitations. Pas d'œdème des membres inférieurs. Un peu de congestion pulmonaire.

Les jours suivants ces signes varient un peu. Le premier bruit est toujours net et bien frappé. Mais le souffle est tantôt au deuxième temps, tantôt présystolique.

Le 14 juillet, plus de souffle. Irrégularités et intermittences : 2 battements puis légère pause, 2 battements etc. Dyspnée.

Le 17. Le pouls est devenu régulier. Toujours dédoublement du deuxième bruit ; mais plus de souffle présystolique.

Le 19. Vers trois heures de l'après-midi on appelle précipitamment l'interne de garde. La malade est en pleine perte de connaissance. La face est blême, il y a une cyanose générale de tout le corps. Respiration précipitée et angoissante. Dyspnée extrême. Quelques mouvements convulsifs se produisent et la mort survient après deux heures de cette agonie.

C'est dans un cabinet qui se trouve au fond de la salle que cette femme fut trouvée en perte de connaissance ; c'est de là qu'elle fut transportée dans son lit où elle mourut comme il a été dit. Or, ce que nous n'apprîmes que plus tard, on remarqua alors dans ce cabinet, où se trouve un bec de gaz, une forte odeur de gaz d'éclairage.

Autopsie. Les recherches, qui, pour cause, n'ont pu être faites peut-être dans une bonne direction, n'ont pas élucidé les causes de cette mort si rapide.

Cœur : Au lieu de sa situation ordinaire, le cœur a son grand axe dirigé de haut en bas, d'arrière en avant, et un peu de gauche à droite ; il est donc couché sur le diaphragme par sa face postérieure, la point correspondant presque au bord droit du sternum. La cavité de l'oreillette gauche est un peu dilatée, ses parois hypertrophiées. L'anneau fibreux mitral est sain. Les deux valves sont soudées par leur bord ; à leur sommet les cordages tendineux sont aussi adhérents entre eux. L'appareil valvulaire mitral forme ainsi un entonnoir très allongé, qui plonge dans le ventricule gauche et dont l'ouverture inférieure ne permet pas le passage du petit doigt. Les valvules sont 2 à 3 fois plus épaisses qu'à l'état normal ; leur souplesse n'est cependant que peu modifiée et pouvait leur permettre d'oblitérer l'orifice pendant la systole. Donc rétrécissemeni mitral très prononcé sans insuffisance valvulaire.

Poumon droit, soulevé et dilaté. Adhérences généralisées du poumon gauche avec la plèvre. Congestion des deux poumons modérée en arrière et à labase.

Voici les renseignements pris ultérieurement sur cette femme. Depuis longtemps déjà à la salle des infirmes, elle présentait certains caractères de la danse de St-Guy ; elle marchait toujours en sautant et en dansant ; ses membres supérieurs étaient agités de mouvements continus. Ces symptômes avaient presque complètement disparu dans les derniers temps. Elle avait, mais assez rarement, tous les 2 ou 3 mois, des attaques de nerfs, analogues à des attaques d'épilepsie, pendant lesquels elle écumait et se débattait, mais d'une durée fort longue. Il n'est pas difficile à ces traits de reconnaître la grande hystérie avec chorée probablement hystérique.

Tout le monde était d'accord sur le mauvais caractère de cette femme ; bizarre, mécontente de tout, se plaignant de tout, de la nourriture, etc. Méchante, elle cherchait constamment dispute à ses compagnes de salle, se mettait fréquemment dans de violentes colères, poussant cris et injures. En dehors de ces moments, elle restait constamment auprès de son lit, triste, morne et taciturne, jusqu'à ce qu'une occasion vînt la faire sortir de sa tranquillité apparente. Elle ne parlait pas de se détruire.

Quelques jours avant sa mort, s'étant fait apporter du dehors, secrètement, de la charcuterie, elle en prit une indigestion ; fut fatiguée pendant quelques jours. Son manquement au règlement lui valut quelques sévères remontrances. Son mécontentement habituel ne fit que s'accroître, et on l'entendit prononcer ces mots : « Il faudra que cela finisse d'une manière ou de l'autre ; je ne puis plus vivre dans ces conditions. » Le 18 juillet, on la surprit, sa malle auprès d'elle, en tirant ses hardes qu'elle donnait ou vendait aux femmes du service. Cependant le lendemain matin elle était toute ragaillardie et paraissait bien. L'après-midi on la trouva en perte de connaissance dans le cabinet de service du fond de la salle, et elle mourut dans les conditions que nous avons vues.

Remarques. Tout serait en faveur d'une asphyxie par le gaz d'éclairage, si averti à temps, on eut pu chercher et trouver à l'autopsie les lésions caractéristiques de cet empoisonnement. On comprend qu'avec la lésion organique que portait cette femme elle était plus que prédisposée à subir l'influence asphyxique du gaz. Quant au suicide, les préoccupations qui tourmentaient cette malade depuis quelques jours, plaident en faveur de sa grande probabilité.

VIOLENCES ET IMPULSIONS DES CARDIAQUES

Voir : observations XII, XVI, XVII, XVIII.

Obs. XXIV (Limbo). — Insuffisance mitrale.

Femme, 81 ans. Pas d'antécédents de maladies aiguës, nerveuses, rhumatismales.

La malade présentait un caractère irritable; elle s'emportait facilement; mais ne présentait aucun trouble intellectuel et ne divaguait jamais.

Etat à l'entrée : le 5 février. *Cœur* : légère augmentation de la matité. Abaissement de la pointe. Battements irréguliers. Bruit et souffle à la pointe. Pouls petit, irrégulier.

La malade très irritable, ne se prête pas facilement aux explorations. Dyspnée. Pas d'œdème malléolaire, diarrhée.

Le 5 mars : plus de diarrhée. Léger œdème malléolaire. Dans le cours de la journée; accès de délire; elle entre en fureur, et veut sortir de l'hôpital. Agitation.

Les jours suivants l'œdème persiste. Toujours grande irritabilité.

Le 1er avril, elle sort améliorée.

Elle entre le 20 avril en asystolie, et meurt le 10 mai.

Autopsie: Cœur, poids : 500 grammes. Hypertrophie des parois.

Valvule mitrale insuffisante. Les valves sont déchiquetées; les cordages tendineux sont épaissis et adhérents aux parois ventriculaires. Pas d'insuffisance aortique. Artères légèrement athéromateuses.

Obs XXV (Recueillie à l'Asile Sainte-Anne). — Insuffisance mitrale.

Le malade, Brierre, 49 ans, a passé par plusieurs hôpitaux.

La première partie de son histoire est rapportée dans la thèse de Bignon; nous le retrouvons à Sainte-Anne, et nous pouvons compléter son observation. Nous la résumerons ainsi :

Pas d'antécédents rhumatismaux. Quelques excès de boisson. En 1834, étant trompette au régiment, il s'aperçut que le souffle lui manquait.

Cœur. — Hypertrophie et dilatation du cœur. Pointe abaissée. Impulsion forte. Souffle très fort au premier temps, avec maximum à la pointe. Pouls assez régulier, 34 pulsations. Pas d'œdème des membres inférieurs.

Caractère très violent, s'emportant pour la moindre chose contre sa femme et sa fille, prétendant qu'elles le font enfermer pour se mal conduire; les menaçait souvent, a cherché une fois à tuer sa femme en lui portant un coup de marteau qu'elle a esquivé. Uue autre fois a voulu l'étrangler. Sergent de ville, il était toujours en discussion avec ses chefs.

Il présente des périodes d'excitation fréquentes. Il s'est échappé de l'asile de Ville Evrard où il était sequestré.

Il est poursuivi d'idées de persécution, il est aussi tourmenté d'idées hypochondriaques : il s'attribue toutes les maladies, se croit empoisonné, veut acheter des médicaments etc.

Obs. XXVI (Cullerre). — Insuffisance mitrale.

Il y a en ce moment dans mon service une fille de 32 ans qui porte une lésion mitrale décelée par un souffle un peu rude au premier temps et à la pointe. Dès mon arrivée dans le service, cette malade, atteinte de folie chronique avec prédominance du délire religieux, m'a été signalée comme dangereuse par suite de son penchant irrésistible à la violence. Pour un rien, elle entre en fureur et frappe, elle est la terreur des autres malades.

Obs. XXVII (Cullerre). Lésion mitrale.

Augustine M. est atteinte, à l'âge de 23 ans, de folie générale avec prédominance d'idées religieuses et agitation maniaque. Elle se croit perdue, damnée pour avoir trahi Jésus-Christ; d'autres fois, elle se croit la Vierge Marie. Deux ans après elle était dans la démence la plus complète avec stupidité: incohérence complète. Elle est gâteuse, vorace, se balance à la façon des idiots. Instincts destructeurs et impulsions agressives; lorsqu'on la contrarie, elle devient dangereuse. Un jour pendant le repas, elle engloutit un morceau de viande, et l'asphysie arriva avant qu'on soit parvenu à en faire l'extraction.

Cœur. — A l'autopsie, on constate une lésion de la valvule mitrale: les deux valves sont considérablement épaissies, couvertes d'aspérités rugueuses en grand nombre. Ancien foyer de ramollissement dans l'hémisphère gauche.

Obs. XXVIII (Cullerre). — Lésion mitrale. — Dilatation du cœur.

G., 22 ans, a des aliénés dans sa famille.

Il a fait quelques mois de service militaire, et il est revenu du régiment triste, sombre, fuyant la société, paraissant absorbé par des chagrins et des idées mélancoliques. C'est après qu'il eut allumé un incendie qu'on le reconnut comme aliéné et qu'il fut envoyé à l'Asile. On constata chez lui un délire mélancolique et de vives hallucinations de la vue et de l'ouie. Il voit toutes sortes de choses qui l'effraient. Les voix qui l'obsèdent le dominent au point qu'il est poussé malgré lui à faire le mal. On l'injurie, on le menace, souvent il réagit et frappe tous ceux qui l'entourent. Les violences imprévues et soudaines le rendent très dangereux, elles sont accompagnées d'angoisses et de palpitations de cœur. Un matin il brise quinze vitres; quelques jours après il en fait autant. Il frappe, il brise les objets, attaque les personnes, mord, déchire comme une bête fauve. Dans l'intervalle il est taciturne, muet, à demi stupide.

Il meurt de tuberculose.

A l'autopsie: Tubercules dans les poumons, dans le péritoine

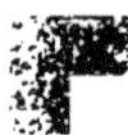

et l'intestin. Dégénérescence graisseuse des capillaires du cerveau. Le cœur est très volumineux. Le ventricule gauche présente une large cavité sans épaississement très marqué des parois. Sur les bords de la valvule mitrale, on constate deux végétations. Chaque nodule d'Arantius est surmonté d'une petite végétation, les sigmoïdes sont épaissies et sur leur base d'insertion elles sont percées de trous.

II

Troubles psychiques dans l'asystolie.

1. — HALLUCINATIONS.

Voir : observation XXXVIII.

Obs. XXIX (Bignon).

Agé de 29 ans, service de M. le professeur Lasègue.

Il y a 5 ans à la suite d'une affection aiguë de poitrine s'est développée une affection cardiaque. Pas d'alcoolisme.

Depuis cette époque il a eu, à plusieurs reprises de l'œdème des membres inférieurs. Cet œdème commençait par les malléoles et augmentait progressivement. Pendant ces crises il a eu des hallucinations ; il voyait surtout la nuit des lumières agitées par des individus qu'il ne connait pas et qui le menaçaient. Ces crises duraient 2 ou 3 mois, on lui faisait des frictions avec de la teinture de digitale et on lui faisait prendre une potion avecc de la digitale.

Il y a un mois étourdissement. Hémiplégie gauche.

Cœur: hypertrophie. La pointe bat dans le 7e espace intercostal. Pulsations cardiaques irrégulières, 54 à 60 par minutes. A la base dédoublement du 2e temps. Pouls petit, inégal, irrégulier.

Obs. XXX (Bignon). — Lésion mitrale.

Agé de 39 ans, service de M. le professeur Lasègue.

Antécédents: rhumatisme articulaire aigu, généralisé. Pas d'alcoolisme. La maladie du cœur a provoqué des troubles circulatoires et une sorte d'attaque d'asystolie aiguë ; pendant plusieurs mois il resta infiltrée. Pendant son asystolie, il a des hallucinations surtout le jour, il voit des cabriolcts qui s'avancent sur lui, il entend les cochers qui le menacent. C'est une sorte de rêve pendant la veille.

Cœur: hypertrophie. Frémissement. A la pointe, souffle en jet de vapeur au premier temps; il y un peu de roulement qui précède immédiatement le souffle. Dédoublement du 2e temps. Pouls petit, irrégulier, intermittent.

Obs. XXXI (Saucerotte).

C., sous-officier, présente les signes propres à l'hypertrophie du ventricule gauche.

Il eut des hallucinations singulières: fantômes blancs à formes fantastiques et indéfinissables, qui se reproduisent à différentes reprises. Le traitement de la maladie du cœur par saignées locales et générales, digitale, l'en débarrassèrent pendant 2 ans.

Puis à la mort de son père se produisirent des exacerbations cardiaques, pendant lesquelles il fut encore tourmenté d'hallucinations et de terreurs. Intelligence nette.

Obs. XXXII (Peter). — Insuffisance et rétrécissement mitral.

Ce malade est affecté d'une double lésion mitrale (insuffisance et rétrécissement, caractérisé par un bruit de souffle au premier temps, mais un peu au-dessous du mamelon, et par un dédoublement du 2me bruit). L'administration de la digitale a tellement ralenti la circulation chez lui, qu'il n'a plus que 40 pulsations à la minute, ce qui rend les bruits très faciles à percevoir.

Or cet homme, qui a mené une vie accidentée et dont l'intelligence parait singulièrement développée, vient d'être pris d'accidents cerébraux depuis 48 heures. C'est la nuit qu'il se livre à des divagations de toute sorte; les yeux largement ouverts, il voit sa femme (ce qui est une véritable hallucination) et il converse avec elle sur le ton d'une discussion quelque peu animée; il parle de dettes qu'il aurait à payer, et de beaucoup d'autres choses de nature également déplaisante.

Obs. XXXIII (Peter).

Dernièrement je voyais en consultation une dame qui dans les 8 derniers jours d'une maladie cardio-aortique (rétrécissement et insuffisance aortique) et en proie à l'asthénie cardio-vasculaire la plus intense qui se puisse voir, avec congestions et infiltrations de toute part, avait chaque nuit des hallucinations, voyait un enfant auprès de son lit, conversait avec lui, et se souvenait parfaitement pendant le jour de ses visions nocturnes sur la vanité desquelles elle n'était pas même alors complètement édifiée.

2. — DÉLIRE MÉLANCOLIQUE.

Voir : observations XVI, XVII.

3. — DÉLIRE MANIAQUE.

Obs. XXXIV (Saucerotte). — Lésion organique du cœur.

M., officier retraité, 58 ans, succomba à une hydropisie générale succédant à une lésion organique du cœur, qui s'était révélée depuis longtemps par les signes propres à l'hypertrophie avec dilatation des ventricules.

A plusieurs reprises, il a eu des exacerbations assez violentes dans sa maladie de cœur, qui s'accompagnèrent deux ou trois ans avant sa mort d'un dérangement des facultés mentales, lequel ne se manifestait jamais qu'avec le redoublement des palpitations, de l'oppression, et se dissipait avec eux. En se rendant maître de ces accidents, on rendait à l'intelligence sa lucidité ordinaire.

M. était religieux. Des révélations intimes, lui avaient appris, dit-il, des choses importantes pour le bonheur de la France. De là, mémoires, pétitions aux princes, etc., réflexions incohérentes, pensées sans suite sur les affaires publiques, la prospérité de l'Etat, les destinées du peuple juif, mille extravagances sur le nouveau Testament. Un jour il eut une vision. Il devait déposer entre les mains d'un prince de la famille royale, alors en séjour à Lunéville, une huile sainte, qui devait assurer le bonheur de la dynastie et celui de la France. Il achète chez le pharmacien une fiole d'huile d'amandes douces et va attendre le prince sur son passage pour la lui remettre, etc.

Obs. XXXV (Peter).

Il s'agit d'un homme d'une soixantaine d'année, qui a occupé en Belgique une assez haute position politique, et qui avait une lésion de l'orifice mitral. Ce malade, infiltré par les jambes et par les poumons, en proie à tous les accidents de l'asthénie cardio vasculaire, a eu près de quarante-huit heures une véritable attaque d'aliénation mentale. Lui qui ne pouvait quitter son lit ou son fauteuil, il se lève tout à coup, s'habille avec l'assistance de son valet et sort en voiture pour aller « à la Chambre. » Il se croyait en Belgique. Or jusque là, il s'inquiétait bien plus de l'état de sa santé que des intérêts de son pays, objet de sa préoccupation presque exclusive autrefois. Et ainsi deux jours de suite il fit le tour des Champs-Elysées sous prétexe d'affaires politiques, étonnant son entourage par l'abondance de sa diction, qui contrastait avec sa taciturnité de malade; puis après cette période d'excitation, il retomba dans le collapsus en recouvrant toute sa lucidité d'esprit, et mourut une quinzaine de jours plus tard.

Obs. XXXVI (Communiquée par le Dr M. Raynaud).

X., riche négocient de Roubaix, est atteint depuis longtemps déjà d'une lésion organique du cœur, qui, assez avancée provoque de temps en temps des crises asystoliques. Or au moment de ces exacerbations et seulement alors, X. présente un dérangement curieux, quoiqu'à un degré assez faible, des facultés mentales. A la tête d'une fortune considérable, il présente au moment de ses époques asystoliques des idées ambitieuses en rapport avec ses occupations. Lancé habituellement dans les affaires de bourse mais dans les limites qui ne s'étendent pas au delà du prudent et du raisonnable, il est alors obsédé du désir de se livrer à de vastes opérations qui dépasseraient les bornes du possible, tels par exemple que d'acheter toutes les laines de la place, d'engager sa fortune dans les entreprises les plus hasardées, afin de réunir par quelques moyens analogues une fortune colossale. Alors, maitre de richesses considérables, il pourrait semer l'or sur sa route, secourir la misère, éteindre le paupérisme, faire du bien à tous ses semblables, être en un mot le bienfaiteur de l'humanité malheureuse. Ce qu'il y a de curieux, c'est que parfaitement conscient de l'insanité de ses conceptions, il lutte contre elles sans pouvoir les dominer. Ces idées l'assaillent sans cesse, il veut leur résister, mais sans résultat de succès ; il est obligé de les subir malgré lui. D'ailleurs cet état ne présente que la durée des exacerbations asystoliques.

4. — DÉLIRE INCOHÉRENT.

OBS. XXXVII (Murraté). — Rétrécissement et insuffisance aortique

Sergent, 63 ans, marinier.

A 30 ans, rhumatisme articulaire. Depuis un an, symptômes fonctionnels d'une maladie de cœur. Pas d'alcoolisme.

Râles fins d'œdème pulmonaire. Grande oppression, urines rares, rougeâtres, non albumineuses. Foie congestionné, vertiges et céphalalgie assez intense. Un peu d'œdème malléolaire.

Cœur. — Battements tumultueux. Au foyer aortique : double souffle systolique et diastolique. Double souffle crural. A la pointe, léger soulèvement présystolique, peu accentué, mais qui permet néanmoins d'affirmer presque le rétrécissement mitral. Artères très athéromateuses.

Quelques jours avant son entrée, vers quatres heures du soir, alors qu'il cherchait à sommeiller dans son fauteuil il a été tourmenté par des hallucinations bizarres. Les yeux ouverts, il voyait défiler devant lui les habitants des nombreux pays étrangers qu'il avait parcourus ; des hommes d'une stature gigantesque lui apparaissaient et prenaient des poses diverses. Il les touchait presque, leur parlait, bien que ceux-ci prenant des airs de statues ne lui répondissent pas. Puis ces fantômes disparaissaient et faisaient place à des myriades de petits papillons blancs qui voltigaient autour de lui; les nuées de papillons étaient à leur tour remplacés par des petits vers qui serpentaient autour de sa tête. Huit jours de suite ces phénomènes se roproduisent et presque toujours à la même heure, au moment où le malade se sentait, disait-il, le cerveau plus faible et avait des accès d'oppression plus violents.

D'après le dire de l'infirmier, de ses voisins, Sergent présente des troubles mentaux assez caractérisés. Pendant la journée, en marchant dans la salle, il marmotte des paroles incohérentes et se livre à des actes sans suite, il répond tout de travers quand on lui parle. Quand la sœur de service lui demande une assiette, il présente un carafon. Il s'est promené pendant deux jours avec un fil attaché à une dent, dont il n'avait jamais souffert, et voulant arracher cette dent, il s'est bien toujours gardé de tirer en aucune façon sur le fil. Enfin les actes de sortie journalière sont empreints d'un caractère de démence des plus accusés.

Mort de brocho-pneumonie. Le délire ne quitte pas le malade pendant les deux derniers jours.

Autopsie. Cerveau gorgé de sang. Légère hypérémie corticale. Artères de la base un peu athéromateuses.

Poumons emphysémateux ; noyaux disséminés de broncho-pneumonie.

Cœur : Hypertrophie considérable avec dilatation. Aorte très dilatée, pavée de plaques athéromateuses qui siègent aussi aux orifices valvulaires. Insuffisance sigmoïde. Valvule mitrale déformée.

Obs. XXXIII (Murraté). — Insuffisance aortique

L..., mécanicien, 23 ans. Entrée à l'hôpital le 19 mars 1879. Il y a dix ans, rhumatisme articulaire très violent. Depuis cette époque, palpitations et étouffements, état de gène respiratoire avec exacerbations variables. Pas d'alcoolisme.

20 mars. Grande oppression. Face vultueuse. Dilatation veineuse généralisée. Léger goitre. Respiration courte, saccadée ;

nombreux râles dans les deux poumons. Un peu d'œdème malléolaire. Foie congestionné. Régurgitation veineuse dans les jugulaires.

Cœur: bruits sourds, irréguliers. Pouls à 90, faible, intermittent. Asystolie complète. Macération de digitale.

24. Par suite de la digitale, cœur régularisé: souffle net aortique au deuxième temps. Léger souffle au premier temps. Pouls plus fort. Toujours oppression; tousse beaucoup; crachats visqueux et filants.

25. L'infirmier raconte qu'un matin, le malade a pris son assiette et s'en est servi en guise de bassin; interrogé à ce sujet, il dit avoir trouvé ce fait tout naturel. Du reste depuis l'entrée, actes dénués de tout bon sens. Il se lève, met sa chemise à l'envers, et croyant avoir passé son pantalon, il met sa ceinture, et se promène dans la salle en gesticulant dans ce singulier appareil. Dans le courant de la journée, il marmotte des paroles incompréhensibles, répond tout de travers aux questions qui lui sont adressées, prend un objet pour un autre et fait le contraire de ce qu'on lui dit. La raison a totalement disparu et si parfois ses actes semblent raisonnables, ils sont le plus souvent empreints d'une démence si caractérisée que les malades environnants n'hésitent pas à dire qu'il est complèment fou: folie d'ailleurs tranquille et douce.

INDEX BIBLIOGRAPHIQUE.

ARMAINGAUD. — Sur une relation pathogénique entre les maladies du cœur et l'hystérie chez l'homme. Mém. de la Soc. de méd. et de chir. de Bordeaux, 1878.

BERTHIER. — Névroses diathésiques, 1875.

BESNIER. — Art. Rhumatisme, Dict. encycl. des sc. méd.

BIGNON. — Des accidents cérébraux et en particulier des accidents psychiques dans les maladies chroniques du cœur. Thèse de Paris, 1880.

BURMAN (J. Wilkie). — Heart disease and insanity. In The West Riding Lunatic Asylum Medical Reports, 1873.

CLOETTA. — De quelques effets de la digitale chez l'homme (Corresp. Bl. f. schweiz. Aertze 1875). An. dans Rev. des sc. méd., 1878.

CORVISART. — Maladies du cœur.

CULLERRE. — Du rôle des lésions cardiaques chez les aliénés. Marseille médical, 1880.

DUFOUR. — Notes sur les altérations du cœur, du foie, des reins chez les aliénés. Ann. méd. psych, 1876.

DURIEZ. — Troubles cérébraux dans les maladies du cœur. Thèse de Paris, 1879.

DUROZIEZ. — Du délire et du coma digitaliques. Gaz. hebd. de méd. et de chir., 1874.

FABRE. — De l'anémie par affection cardiaque. Gaz. des hôp., 1876. —

— La folie dans les affections cardiaques. In : Relations pathogéniques des troubles nerveux, 1880.

FAGART. — Recherches sur les propriétés physiologiques de la digitale, Thèse de Paris, 1878

FAURE. — Influence du rhumatisme sur le caractère. Arch. de méd., 1871.

GRIESINGER. — Traité des maladies mentales, 1865.

GUISLAIN. — Traité sur l'aliénation mentale et les hospices d'aliénés. 1826.

— Phrénopathies, 1852.

HIRTZ. — De quelques manifestations cérébrales dans les affections cardiaques. Thèse de Paris, 1877.

LIMBO. — Contribution à l'étude des encéphalopathies d'origine cardiaque. Thèse de Paris, 1878.

LOISEAU. — Les folies sympathiques. Thèse de Paris, 1855.

MARCÉ. — Traité des maladies mentales.

MEYER. — Altération anévrysmatique de la carotide interne chez les aliénés. Archiv. fur psychiatrie, 1875-76. An. dans Ann. méd. Psych., 1878.

MOREL. — Traité des maladies mentales.

MURRATÉ. — Des troubles mentaux dans l'asystolie. Thèse de Paris, 1880.

NASSE. — Archiv. f. med. Erfohr. und Zeitsch, 1818.

RAYNAUT. — Art. Cœur, Dict de méd. et de chir. prat.

SAUCEROTTE. — Influence des maladies du cœur sur les fonctions intellectuelles et morales de l'homme. Ann. med. psych., 1844.

SCHŒFER. — Sur la dilatation anévrysmale de la carotide interne. Allgemeine Zeitschrift für Psychiatrie, 1875. An. dans Ann. med psych., 1878.

VULPIAN. — Digitale. — Cours de pathologie expérimentale, journal de l'Ecole de médecine, 1875.

WILKOWSKI. — Des affections cardiaques chez les aliénés. Allgemeine Zeitschrift für psychiatrie, 1875. An. dans Ann. med. psych. 1878.

Paris. A. PARENT, imprimeur de la Faculté de Médecine, rue Mr-le-Prince, 31.

Paris — A. PARENT, imp. de la Faculté de Médecine, r. M.-le-Prince, 29-3'

www.ingramcontent.com/pod-product-compliance
Ingram Content Group UK Ltd.
Pitfield, Milton Keynes, MK11 3LW, UK
UKHW020922180726
13838UKWH00002B/711